砥砺名行二十五载

鉴证中国腹腔镜外科

1991—2016

名誉主编：赵玉沛

主　　编：郑民华

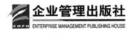

企业管理出版社
ENTERPRISE MANAGEMENT PUBLISHING HOUSE

图书在版编目（CIP）数据

砥砺名行二十五载：鉴证中国腹腔镜外科：1991—2016 / 郑民华主编．
—北京：企业管理出版社，2016.10

ISBN 978-7-5164-1367-8

Ⅰ．①砥⋯ Ⅱ．①郑⋯ Ⅲ．①腹腔镜检—外科手术—医学史—中国—1991—2016

Ⅳ．① R656.05-092

中国版本图书馆 CIP 数据核字（2016）第 238454 号

书　　　名：	砥砺名行二十五载：鉴证中国腹腔镜外科 1991—2016
作　　　者：	郑民华
责任编辑：	张　平　田　天
书　　　号：	ISBN 978-7-5164-1367-8
出版发行：	企业管理出版社
地　　　址：	北京市海淀区紫竹院南路 17 号　　邮编：100048
网　　　址：	http://www.emph.cn
电　　　话：	总编室（010）68701719　　发行部（010）68701816　　编辑部（010）68701638
电子信箱：	qyglcbs@emph.cn
印　　　刷：	北京永城印刷有限公司
经　　　销：	新华书店
规　　　格：	165 毫米 ×230 毫米　　16 开本　　17.25 印张　　180 千字
版　　　次：	2016 年 10 月第 1 版　　2016 年 10 月第 1 次印刷
定　　　价：	108.00 元

《砥砺名行二十五载——鉴证中国腹腔镜外科 1991—2016》
编委会

名誉主编
赵玉沛

主编
郑民华

副主编（按姓氏拼音排序）

蔡秀军　仇　明　胡三元　李世拥　徐大华　余佩武　张忠涛

编委会（按姓氏拼音排序）

陈德兴　陈　纲　陈训如　池　畔　戴梦华　董　科　杜晓辉
杜燕夫　冯秋实　胡建昆　黄昌明　黄顺荣　柯重伟　克里木
李　波　李国新　李徐生　林　锋　刘金钢　刘　荣　刘衍民
沈炎明　孙跃明　所　剑　谭　敏　王　琛　王存川　王旺河
王卫军　王跃东　魏志刚　徐　钧　许　军　姚琪远　姚英民
应敏刚　虞　洪　张　成　张　寰　赵永亮　郑成竹　钟　鸣
周总光

中华医学会外科分会　腹腔镜与内镜外科学组

策划
《哈佛商业评论》中文版

文稿统筹
王晓红　李全伟

序一

微创外科从启蒙构想到如今形成了完整的思想体系，从最初用烛光做照明的"原始腹腔镜"对人体腹腔内肝脏及其他脏器进行观察，到如今几乎 50% 以上的手术操作都在微创技术下完成，经历了近百年的历程。不过，其中关键的阶段是最近 20 多年。20 世纪 80 年代末，在欧洲出现的腹腔镜胆囊切除术，被誉为外科发展史上的里程碑，开创了微创外科的新纪元。20 世纪 90 年代初期到中期，以腹腔镜为主要手段的微创技术在外科的各个领域得到广泛开展，全球医学界迎来外科的颠覆性变革。此时，在中国改革浪潮的推动下，一批中国微创外科的先驱者抓住了这一重要机遇。经过 20 世纪 90 年代中后期以腹腔镜技术进行肿瘤治疗，以及进入 21 世纪后将腹腔镜应用到外科的各个专科中，如今，中国在微创领域已经达到国际领先水平，在胃癌、肠癌、肝癌和胰腺疾病手术等方面甚至超过欧美的水平，这样的成果实在来之不易。

回想当初，中国国内从 1991 年 2 月开始进行腹腔镜胆囊切除术的那一两年时间里，设备和器械都比较落后，当时是视野模糊的单晶片腹腔镜、低流量气腹机、单极电刀，没有多少可以用来借鉴的经验，学习机会也非常少。但是，那时勇于尝试这一新兴技术并进行积极探索的医生们，看到的是微创手术的前景，看到的是如何将病人的伤痛减到最小，由于抱着这样的信念，他们才能顶着完成手术风险的压力，一步步前行。

中国的腹腔镜发展最初是从西南等边远地区医院以胆囊切除术开始，然后在大城市的教学医院和大医院里得到了逐步重视，这些医院随后担负起引领中国微创外科发展的使命，通过举办大量的培训班和会议，将自己掌握的技术向全中国的中小医院进行传播，提高了整个中国微创外科的水平。2010 年以后，中国进入了微创外科时代，其中的一个标志是：2011 年在中国各大医学杂志上发表的腹腔镜外科文章，已经超过开放手术的文章。此时，腹腔镜设备与器械也有了长足的进步，包括高清晰一体化腹腔镜手术室、高流量气腹机、超声刀 / 能量平台、3D 摄像系统、各种专用器械 / 机器人（机械臂）等；此外，还有大量的手术文献与录像供医学院的学生和年轻医生学习。

经过 25 年的发展，如今中国的微创外科已进入一个高位平台，并赢得了世界医学界的认可，第十五届世界内镜外科大会（WCES 2016）暨 2016 年亚洲腹腔镜与内镜外科医师会议（ELSA 2016）将于 2016 年 11 月 9 日—12 日在中国举办。此时，我们回首过去，盘点我们走过的路程和取得的进步，才能更好地开启未来。

"世界上有两种力量，一种是剑，一种是思想。"这句话在外科医生身上可以得到最好的体现。我们这些做外科医生的，以思想驾驭着手术刀，追求如何将手术像艺术作品一样完美呈现出来。我看过美国一本杂志做的一个调查：世界上哪种人最快乐？得分最高的回答有三个：第一种人是历经千辛万苦把病人的肿瘤切下来的外科医生；第二种是完成艺术创作后，叼着烟斗欣赏作品的艺术家；第三种是给婴儿洗澡的母亲。我想，中国微创外科的前辈、以及现在笃行而不倦的广大外科医生都很幸运，都属于第一种人。

中国科学院院士、中华医学会外科分会主任委员
北京协和医院院长

赵玉沛

2016 年 9 月

序二

　　微创外科在中国扎根已 25 年，随着腹腔镜理论、技术、方法的发展以及新型设备、器械的不断推出，微创外科打破了传统的分科界限，涵盖几乎所有的外科领域。如今，中国腹腔镜外科在许多方面已经处于国际领先地位，微创外科的理念及实践无论对中国外科乃至世界外科发展而言，都是一次具有革命意义的重大进步。

　　手术刀是外科学的标志，外科医生使用手术刀必然会给病人带来创伤。怎么使外科微创化、器官功能保护最大化，怎么减轻患者对创伤的不良反应，一直是外科医生追求的目标。从本质上讲，外科是通过手术来解决病人的疾病，微创外科是对传统外科的发展，随着科学技术的不断发展，所有的外科模式、技术方法不可能固定不变，微创外科可谓应运而生——理念先行，指导技术的发展，又拓新了传统术式，不断进入新的境界。

　　微创外科学科的发展伴随着相应人才队伍的培养建设，中国医师协会外科医师分会秉承"自律、维权、协调、服务、监督、管理"的宗旨，十分重视外科专科医师培养、医师定期考核、医师医德素质、临床技能培训以及国际合作等工作。从外科医师行业组织的角度看，微创外科在中国发展迅猛的原因有很多，离不开微创外科培训体系建立以及培训的广泛开展和频繁的国际交流。以郑民华教授为代表的先行者们，非常重要的贡献之一是，构建中国微创外科培训体系并坚持不懈地开展各级各类培训工作。

回顾微创外科发展史，在腹腔镜技术推广普及过程中，1995 年成立的中华医学会外科学分会腹腔镜与内镜外科学组起到了很大的作用。20 多年前，从事腹腔镜手术的医生为数甚少，许多志在投身腹腔镜手术的医生找不到培训途径。学组从 1996 年开始举办全国培训班，开辟了培训先河。一开始，经过培训的医生虽然人数不多，但犹如点点星火，慢慢点亮了全国各地。

之后，随着腹腔镜手术术式的不断丰富，各种各类的培训也随之展开，整个培训体系也逐渐形成和完善。可以说，强有力的培训工作是腹腔镜技术在中国开花结果的最重要原因之一。除培训外，腹腔镜与内镜外科学组还定期举办各种会议，这给从业者提供一个相互切磋、相互交流的平台。

2011 年前后，在全国性以及省级医学协会组织的外科技术大赛也推动了微创外科技术的不断提高。2011 年，中华医学会外科学分会组织了全国普通外科青年医师大赛，这是有史以来第一次全国范围的手术视频大赛。2012 年，中国医师协会外科医师分会微创外科医师专委会，主办了中国微创基本技能竞技大赛……这些大赛对外科医生尤其是年轻医生提高腹腔镜技术水平帮助很大。

腹腔镜技术来自国外，在中国引入之前，欧美及日本等地的医生已经开展了相关手术。中国的腹腔镜技术要实现从无到有的突破，需要学习国外的先进经验，需要广泛的国际交流。尤其是 2011 年以后，中国的微创外科在国际交流方面逐渐增多。从最早的向日本及中国香港地区的医生学习，到现在与欧美和日韩、印度医院积极交流与传授技术，中国微创外科的国际交流走过了一条从单向学习到多方交流之路。

展望未来，个人认为，以腹腔镜为代表的微创外科技术的应用会更加广泛，涉及的病种会越来越多。更重要的是，这一技术不仅关注疾病本身的治疗，还会关注提升人们的生活质量。21 世纪的外科医生应该抱着更开放的心态，学习新技术、应用新技术，融入到科技发展的主流中去，从而更好地造福千千万万的病人。

中国医师协会副会长、中国医师协会外科分会会长

王杉

2016 年 9 月

序三

　　微创外科的兴起，源于 20 世纪 70 年代以来医学界出现的整体治疗概念，即外科治疗的终极目标是追求病人治疗后心理和生理上最大限度的康复。伴随着腹腔镜技术的出现，微创外科近 30 年来得到蓬勃发展。1987 年，在法国里昂开展的第一例腹腔镜胆囊切除术揭开了微创外科崛起的序幕。1991 年 2 月，我国云南曲靖第二人民医院完成国内第一例腹腔镜胆囊切除术。紧接着，广州、昆明、上海、北京、成都几家医院同年完成国内第一批腹腔镜胆囊切除术。时至 1992 年，开展胆囊切除术的医院增加了一些，但数量也有限。1993 年，随着经验的积累，一些医院开始进行术式拓展，在结直肠癌根治术、胃大部切除等复杂手术方面取得了突破。在这一过程中，第一批开展腹腔镜手术的医生可谓经历了重重阻力与訾议，包括技术的、环境的、心理上的阻力。但是，作为中国微创外科的先驱者，我们革故鼎新，在腹腔镜设备有待改进、可借鉴资料不足、医院的支持与病人的接受度有待提高的情况下，仍然坚持风雨前行。因为我们都怀着一个梦想，那就是将病人的伤痛减到最小，并不断推动中国外科的进步。

经过 25 年的发展，中国微创外科已经站在了世界的舞台上。回顾腹腔镜手术刚刚在国内开始的那几年时间里，一些医生认为腔镜下看不清，与开放手术相比微创手术前景有限；而如今全高清设备、3D 摄像系统等，让镜下的世界变得无比清晰，并且让微创外科开始反哺传统外科的学习与研究；外科手术的"微创比例"已经成为衡量学科先进性的客观指标。对于这 25 年来堪称中国外科史上里程碑式的发展，我们认为，予以真实的还原具有重要意义；而且，中国腹腔镜第一代的开拓者很多已经开始淡出历史舞台，有些离开了手术室，有些老专家医生甚至已经离世，我们须留下这一批先驱者的印记，以纪念他们，并激励我们前行。

我一直有一个萦绕于心、挥之不去的念头，就是把我们中国的腹腔镜外科的发展在外科的发展史上留下一点痕迹，也不枉这批为腹腔镜外科发展做出过奉献的医生们的努力，我们腹腔镜与内镜外科学组的同道都有同样的想法。当我和杨梅谈起这个想法时，在 KARL STORZ 公司工作多年的杨总同样有这个情怀，双方一拍即和，并大力支持，推荐著名的《哈佛商业评论》进行策划，并建议出中英文版，将中国的腹腔镜外科推向世界。

最终，我们邀请 KARL STORZ 公司以及《哈佛商业评论》中文版与我们一起合作，进行素材的收集与写作。我们广泛征集资料，对于初始 15 年的发展史采取了上门采访的方式。我们选择了一些经历过当年艰难起步阶段、在各自领域做出重要贡献的医生口述历史，请他们讲述故事与感受，包括对第一例手术的回顾，遇到了哪些困难、印象深刻的事件等。我们一共采访了近 60 位医生，足迹遍布全国，收集了大量宝贵资料。而 2005 年以后的发展史，由于现有保存的资料比较多，对于大部分医生我们采取了书面采访的方式，由我们挑选的医生以文字描述他们的故事与感受，并讲述了供职医院在微创方面的发展。基于这样深入的收集资料的方式，我想这本书能够真实地还原这一段激动人心的发展史，使我们能够更好地回顾历史，展望微创外科的未来。

需要说明的是，由于这 20 多年来腹腔镜技术发展很快，尤其是近 10 年的发展，参与到这一过程的外科医生众多，本书在选择采访对象时，无法覆盖所有专家医生；而且，有些医生因为工作繁忙，抱憾未能完成采访。因此，对于某些为中国腹腔镜外科发展做出重要贡献的医生，本书难免有遗漏，在此我代表编撰委员会一并致歉。本书出版后，我们计划采用电子版的方式，每年出一本发展年鉴，以使我国腹腔镜外科发展的记录能够永续。对于 25 年的发展史，如果一一叙来将卷帙浩繁，因此本书的写作难免存在不足与遗漏之处，希望能得到各位专家与学者的指正与批评。

中华医学会外科学分会腹腔镜与内镜外科学组组长
上海交通大学医学院附属瑞金医院教授

郑民华
2016 年 9 月

前言

自从现代西方医学在全球确立主导地位以来，外科手术过去100多年一直采用开胸破膛的术式，直到20世纪80年代微创外科的崛起。只用了不到30年，微创外科就从点点星火到燎原之势、从"支流"到"主流"，成了现代外科大家族中的后起之秀。

微创外科的兴起背后有另一个驱动力。首先是外科医生的终极追求。医学的基本目的是帮助患者解除病痛，恢复健康。对于外科医生而言，他们追求的是怎么以最小的创伤达到最佳的效果。所谓医者仁心、仁心仁术。中国古代先哲孔子、孟子阐述过"仁"的意义；公元前4世纪，古希腊医学之父希波克拉底也曾说过，"医师不要做得过多"，这其实蕴涵了"创伤越小越好"之意。文艺复兴时期最出色的外科医生，法国军医 Ambroise Paré 出于爱护患者身体、减少创伤的目的，最早用"清凉油膏"涂抹伤口，改变了长期以来用沸油淋伤口的做法。这可能是"微创"外科最早的探索。从以上可以看出，微创外科的发展不仅是一项技术的革新，更是一种外科的思维和哲学。

长期以来，现代外科手术一直追求的是，最大范围的切除病变，并尽可能多地保留器官的基本功能，在保证延长患者生存时间的同时，也能够提高其生存的质量，并且在保证与传统手术效果相同甚至高于传统手术效果的前提下，能够减少手术给患者带来的远期和近期的痛苦，从而使病人获得高安全性，低痛苦性和最快速成的康复。基于这种理念的发展，外科手术在科技的助力下，开始向微创的方向迅速发展。

"科学技术是第一生产力"，这句话更适用于医学界。正是随着现代科技的飞速发展，各种先进技术不断地向医学领域渗透，才造就了现代的微创外科。比如图像技术、内镜技术、器械的不断创新和换代，才使许多外科手术从传统的开放式转向用内镜和腔镜的方法完成。

微创外科的起源

微创外科（Minimally Invasive Surgery，MIS）是由腹腔镜外科创建而发展起来的。腹腔镜最早的历史可追溯到 1804 年膀胱镜的问世，德国医师 Philip Bozzini 曾于 1805 年，借助蜡烛光源通过细铁管窥视尿道，开辟了内镜的起源。到了 1901 年，俄国的妇科医生 D.O.ott 和德国医师 Georg Kelling 分别使用窥阴器和膀胱镜观察腹腔，开辟了腹腔镜应用的历史。

后经 Kalk、Rudduck、Bnedick 等医师的不断改进，原始的腹腔镜逐渐成了诊断腹部病症的一种技术，用于诊断原因不明的发热、腹痛、腹水、腹部肿块以及肝脏、盆腔等疾患。在这段时间，腹腔镜的主要作用是诊断疾病。

腹腔镜技术成为治疗手段靠的是科技的迅速发展，到了 20 世纪下半叶，两大主要学科的发展极大地促进了现代微创外科的发展。一是分子生物学的研究，原癌基因和抑癌基因的发现，掀起了外科领域中分子生物学研究的高潮。二是与生物技术同步的现代四大影像技术的问世，微电子学的发展、计算机的信息处理和实时成像、三维结构重建技术等，令医生对人体疾病的诊断和处理发生了一次飞跃。

以电子技术的创新为例，由于它促进了内镜录像系统的完善，腹腔镜手术才成为可能。20 世纪 60 年代，卡尔史托斯公司发明了冷光源和 HOPKINS® 柱状透镜，这两项重大发明为内窥镜的发展带来了深刻的变革。新技术革命不仅使医生的诊断精度得到了前所未有的提高，更使腹腔镜手术轰轰烈烈地开展起来，最终推动了"微创外科手术"技术的问世。

最早提出微创外科概念的，是一位对泌尿内镜深有造诣的英国泌尿外科医生 Wickham，时间是 1983 年。随后不久，腹腔镜胆囊切除术处于动物实验和临床探索阶段。腹腔镜成功用于人体的手术出现在 1987 年 3 月，是由法国里昂妇科医生 Philipe Mouret 运用电视腹腔镜在完成妇科附件手术的同时切除了胆囊（1986 年德国医生 Müch 也进行过尝试，但未能成功）。这标志着现代微创外科时代真正的开始，被誉为外科手术发展史上的里程碑，亦称为现代微创外科的起源。

1988 年，Mouret 医生的护士来到巴黎工作，向其医院里的 Francois Dubois 教授介绍了 Mouret 所做的腹腔镜手术；Dubois 于是去里昂找到 Mouret 医生，做了详细了解，回来后在动物身上进行了多次实验，于 1988 年 5 月进行了人体手术。波尔多市外科教授

Jaque Perissat 经过动物实验后也采用了这一新技术，并成功地完成了应用超声碎石技术取出胆囊结石。两人是最早在法国发表学术文章的医生。这一年，此技术跨洋过海到了美国，Dubois 教授将 36 例腹腔镜胆囊切除术在美国胃肠内镜外科医师协会（SAGES）年会上做了报道并播放了手术录像，引起了同行普遍关注。此后，英国的 Cuschieri、德国的 Semmn 和 Troid、比利时的 Gigot 等医生相继开展了腹腔镜胆囊切除术。

1989 年之后，腹腔镜胆囊切除术（简称 LC）进入临床发展阶段。此时的兴起地是美国，代表人物 Phillips、Makeman、Saye、Beri、Reddick 和 Olsen 等人；LC 手术从 1988 年的 12 例迅速发展到 1993 年的 50 万例。当时有的医学专家甚至警告医界同仁：如果你不开展这项技术，你将失去胆囊结石患者。同期，LC 手术也在荷兰、挪威、爱尔兰、加拿大、澳大利亚、新西兰等地相继开展。

值得指出的是，微创外科和传统外科并不是对立的。综观整个外科发展史，都是随着当时技术的发展而发展，从来都不是维持一个固定不变的模式。基于微电子学、光学、现代外科的先进技术，以腹腔镜外科为代表的现代微创外科的迅猛成长亦是必然之势，其发展离不开科学技术的推动。

微创外科登陆中国

亚洲从 1990 年开始引入现代腹腔镜手术，日本帝京大学的山川达郎等人于 1990 年 5 月首次采用这一技术并获成功；中国香港中文大学医学院威尔斯亲王医院的钟尚志在 1990 年首次开展这一手术；

随后中国台湾的黄清水以及印度的 Udwadia 各自率先开展了腹腔镜胆囊切除术。

1991 年 1 月 29 日，钟尚志医生在广州医学院附属第一医院演示了腹腔镜胆囊切除术，拉开了中国内地开展这一新技术的序幕。同年 2 月 19 日，云南曲靖地区第二人民医院荀祖武院长独立施行了此项新手术，这是中国内地首例由大陆医师完成的 LC 手术。黄志强、张圣道等专家去曲靖实地考察后，在《中华外科杂志》发表文章认可了此术式。同年 6 月到 12 月，北京、昆明、上海、广州、成都等相继开展了腹腔镜胆囊切除术。截至 1992 年 4 月底，国内已经完成 1000 例手术。

LC 手术最主要的优点是病人的创伤小和痛苦少，术后恢复快，因此很快引起了应用的热潮。腹腔镜技术之所以在胆囊手术上率先发韧，主要是因为这种手术相对简单。在推进过程中，LC 手术也遇到了一些问题，比如出现严重并发症，包括胆总管损伤等问题，这跟从事 LC 的医生缺乏经验有关。很多医生通过去国内先期开展手术的医院进行临床学习与培训，给主刀医生当助手、模拟训练等，逐渐掌握了 LC 手术。LC 手术成熟后，腔镜技术的应用还向其他领域进行了扩展。至此，我国腹腔镜外科手术开始蓬勃发展，并保持着与国际同步的发展水平。

技术引领发展

郑民华教授于 1989 年年底在法国开始进行腹腔镜手术，他经历并见证了国内外这一新技术在过去近 30 年的发展历程。在新技术刚问世阶段，他在法国了解到，欧洲的外科医师对此并不太热情，主要是好奇。当他 1991 年年底回国后，国内对腹腔镜手术也存在很多争议，胆囊手术并发症也比较常见，甚至出现一些严重并发症，这在当时都是阻碍腹腔镜手术进一步发展的重要原因。

这些阻力并不能挡住新技术前进的脚步，因为它符合外科治疗的终极目标。随着技术的发展，腹腔镜手术利用高清晰的图像系统及微型器械，已经将传统手术操作的创伤减少到最少程度。其效果主要体现在：病人痛苦较小、手术切口更小、并发症更低、术后愈合更快、住院时间大大缩短、费用大大降低等。病人最认同的是效果，这是腹腔镜技术突破重重阻力向前发展的群众基础。

不断突破的过程，离不开现代科学技术的发展。其中图像技术的发展，对推动腹腔镜技术的进步起到了关键作用。腹腔镜（硬镜）及纤维镜（软镜）早在 20 世纪 60 年代就已问世，由于受技术及观念的限制，问世后 20 年左右的时间仅仅用于临床诊断及少量治疗。腹腔镜胆囊切除术成功开展以后，腹腔镜技术才得以迅猛发展，后来应用到妇产科、心胸外科、泌尿外科、小儿外科、骨科、脑外科及眼科等领域。

腹腔镜技术的不断普及又反过来推动相关技术的发展，随之不断涌现出先进的手术器械与设备，如超声内镜、超声刀、微型手术器械、各类腔内切割吻合器等。1997 年超声刀首次进入中国后，国内许多医院的腹腔镜手术开始突破胆囊切除术，向胃肠、肝脏、脾脏的良性及恶性肿瘤等高级手术方面发展。

时至今日，以超声刀（Ultracision-Harmonic Scalpel，UHS）为代表的各种新一代能量平台的应用，使腹腔镜下各类手术的解剖、游离与止血技术更加游刃有余。超声刀是 20 世纪 80 年代末期开始应用于外科手术的一种新的医疗器具，已经广泛应用于各种外科手术，其安全性和优异性已得到众多临床试验的证实。应用超声刀进行腹腔镜手术可使操作简便，提高手术速度，出血量少、恢复快，使一些复杂的腔镜手术变得更为容易与安全，它已成为现代腔镜手术中不可缺少的器械。

高清、超高清的腹腔镜显示和录像设备，乃至新一代 3D 腹腔镜的应用，使腹腔镜下的精细解剖、功能保留成为可能，并推动整个外科领域朝着"外科微创化、微创功能化、手术精准化"的方向发展。腹腔镜手术的升级版——机器人手术也于 2009 年前后在我国陆续得到了开展，减孔、单孔、迷你、针型、经自然腔道等微创手术在多家医院也得到了应用。

学组的成立和推广作用

现代腹腔镜技术在中国推广普及过程中，1995 年成立的中华医学会外科学分会腹腔镜与内镜外科学组的作用居功甚伟。第一任学组成员以胆道外科医师为主，刘国礼教授担任组长，沈炎明教授、鲁焕章教授、郑民华教授（增补）担任副组长。作为外科学分会最年轻的成员之一，学组成立之初就致力于微创外科技术在中国的发展与推广。

在学组成立的时候，腹腔镜技术虽然已经在国内多家医院得到开展，但是医生还处于散兵作战的状态，既缺乏全国性培训机构，又没有相互切磋技艺的渠道。腹腔镜与内镜外科学组于 1996 年开始举办全国培训班，一年 4 期，每期 30 人，期期爆满，一直坚持到非典时期的 2003 年。长达 8 年的培训，让大量前来学习的医生开阔了视野，提升了手术水平。这些医生后来成为微创外科技术在中国发展的中坚力量。

除培训外，腹腔镜与内镜外科学组还定期举办各种会议，给从业者提供相互交流的平台。2000 年，学组在嘉峪关举办了首届腹腔镜与内镜外科新技术与新手术演示研讨会。会议上进行了各类腹腔镜与内镜外科手术演示，这次会议对推动腹腔镜技术在全国范围内的应用起到了极大的推动作用。

忽如一夜春风来，千树万树梨花开。自 1991 年腹腔镜胆囊切除术作为微创外科的先行者首次进入中国以来，国内的微创外科得到了长足发展。微创外科不仅成为目前中国外科医学界的重要发展方向，而且在亚洲乃至世界的舞台上开始占据了重要的地位。2009 年，在厦门举办的第九届亚太腹腔镜与内镜外科大会（ELSA 2009）奠定了我国在亚洲的领先地位。2012 年，在墨西哥举办的世界内镜外科联盟理事会（International Federation of Societies of Endoscopic Surgeons，IFSES）上，中国又成功获得了 2016 年第十五届世界内镜外科大会的主办权。这将是展示我国腹腔镜与内镜外科手术成果的极好机会。

回顾微创外科在中国的 25 年，正是圣心妙手的医生们让"微创"的梦想成为现实，造福了中国千千万万的病人。这里面既有黄志强、刘国礼等老一辈专家教授的倾力支持，更有年轻一代医生们的勇于探索。本书将介绍微创外科在中国兴起过程中，做出积极贡献的医生代表以及他们工作的各家医院。

《哈佛商业评论》中文版

2016 年 9 月

目录

1991

第一部分

腹腔镜外科在中国扎根发芽

（1991—1999）

一

1999

1991 年 1 月 28 日，花城广州。位于珠江河畔的广州医学院第一附属医院（以下简称广医附一医院）迎来了 64 名来自全国各地的外科医生。这家有着近百年历史的著名医院（其前身为 1903 年成立的中法韬美医院），在副院长吴开俊和普外科刘衍民医生的组织下，开办了全国第一个"腹腔镜胆囊切除讲习班"。刘衍民刚从美国学成归来，他于 1988 年去匹兹堡大学的 Montefiore 医院进修，1989 年年底在该医院接触到腹腔镜技术；吴开俊是国内声誉卓著的泌尿外科专家，他了解到这一"可能改变世界外科手术模式"的技术后，开始密切关注手术在亚洲的发展情况。1990 年 12 月上旬，香港一家报纸的报道，加速了他和刘衍民探索这一领域的步伐。那篇报道是关于由香港中文大学威尔士亲王医院钟尚志教授完成的香港首例腹腔镜胆囊切除术，两人决定邀请这位极富开拓精神的香港医生来医院开办学习班。

学习班为期两天，其中的重头戏是观看钟尚志的 3 例腹腔镜胆囊切除术——这是首次在中国内地进行的腹腔镜手术，钟尚志自己带来了卡尔史托斯公司（KARL STORZ）的设备和器材，3 例手术都

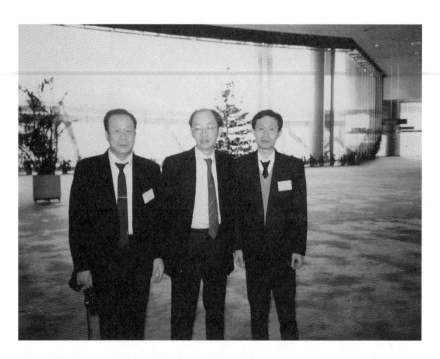

刘衍民教授（右一）与钟尚志教授（左二）在香港的合影

获得成功。参加讲习班的所有医生第一次看到不开腹切除胆囊，感到非常震惊，后来他们中的很多人（荀祖武、鲁焕章、胡三元等）都成为了中国腹腔镜手术的先行者。此次学习班堪称打响中国大陆普外科革命的"第一枪"。

学习班的主讲者和手术演示者钟尚志教授 1980 年毕业于爱尔兰外科学院，1984 年加入香港中文大学医学院，由于其在腹腔镜方面的卓越成就，被誉为"香港内窥镜之父"。那个时期香港和内地的交流还很少，他的普通话很难懂，于是由吴开俊院长来做"翻译"。三例手术中，第一位患者是一位女性，手术的持镜者为刘衍民。

这次讲习班学员中，有一位学员是来自云南曲靖第二人民医院的院长荀祖武。军人出身的荀祖武敢想敢干，讲习班结束后，他立即通过香港新康科学仪器公司（第一个进入中国内地推广腹腔镜手术设备的公司）订购了 KARL STORZ 公司的设备和器械（单晶片摄像头、半自动气腹机等），设备到了医院后他马上开始练习，包括春节期间也在进行。1991 年 2 月 19 日，由他自己主刀成功完成了第一例 LC 手术。

中国内地严格意义上的第一例 LC 手术出现在曲靖，这让一些不了解这段历史的人颇感诧异。这家当时还名不见经传的医院有着悠久的历史，其前身为始建于 1928 年的昆明红十字会医院，1970 年整所医院搬迁至曲靖。不过，世界上第一个进行 LC 手术的中国人既不是钟尚志，也非荀祖武，而是 1986 年赴法国斯特拉斯堡大学医学院留学、现任中华医学会外科学分会腹腔镜与内镜外科学组组长的郑民华教授。

作为上海第二医科大学 6 年制法文班的第一届毕业生，郑民华那时正在斯特拉斯堡大学医学院的附属医院做住院医生，医院在挑选学习这项技术的人选时，很快就将郑民华作为理想的人选之一。腹腔镜的器械又细又长，很像筷子，因此这项技术起初也被称为"筷子技术"。郑民华天生具备优势，再加上他成绩优异，勤奋好学，于是被选中师从 Hollender 及 Meyer 教授学习微创外科技术。刚开始的时候医院没有宿舍，郑民华住的大学城离医院很远，需要做手术时，每天早上 6 点半导师来接他去医院，郑民华离开医院的时候，都是晚上 9 点以后了。1989 年年初，26 岁的郑民华独立完成腹腔镜胆囊切除术，成为第一个掌握微创技术的中国人。

那时的郑民华并未意识到自己正参与一场伟大的医学革命，并成为世界上最先一批掌握这种技术的医生之一。刚开始的时候他对这种"洞洞眼"手术也有过怀疑：

> "第一次用腹腔镜做手术，感到很不适应，好像抓不牢器械。第二例手术过程中好像出血比较多，当时我的导师很担心，后来发现是虚惊一场，是因为摄像头把出血的现象放大了。很快我就认识到，腹腔镜下进行的手术不仅能够看清腹腔内的世界，更能减轻患者的痛苦。我做的次数越多，眼界越开阔。深入腹腔内的摄像机探头放大了医生的视野，让手术的操作更加清晰。我在法国目睹了腹腔镜技术最初两三年发展的全过程，当时国内同行了解此项技术的人寥寥无几。我告诉自己一定要沉下心来学，如果回到国内，肯定会用得上。"

深感责任重大，郑民华开始深入钻研下去，很快掌握了 LC。由

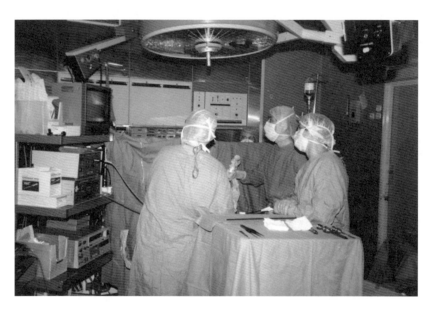

1989 年 1 月郑民华教授（右二）在法国斯特拉斯堡进行腹腔镜胆囊切除术

于他做住院医生的时间比较长，因此有了比其他医生更多的操刀机会。一年后，他熟练地掌握了腹腔镜手术技术，将手术拓展到疝修补、阑尾切除、食管裂孔疝修补及妇科手术等各类手术，手术量达到40多例，让医院的法国医生们不禁为他称赞叫绝。在法国6年住院医生的经历，给郑民华打下了扎实的外科基础。他需要守在急诊室，处理各式各样的紧急情况，他的两位法国导师很信任他，遇到略有难度的病例，常常会悄悄地问他："郑，你想做这个手术吗？"他总是给予肯定的回答。就这样，郑民华在法国几乎接触了所有的外科领域。

1991年上海瑞金医院院长李宏为教授到法国巴黎，与二医大的留法学生交流的时候，知道了郑民华和他的腹腔镜技术。李宏为对这一技术非常感兴趣，他预计这将是外科未来的一个重要发展方向。不久后他写了一封信给郑民华，邀请他来瑞金医院开辟微创外科事业。郑民华于同年12月回到上海，加入了瑞金医院。

成果鉴定后，腹腔镜胆囊切除术手术率先在广州与西南地区展开

荀祖武在完成了几例LC手术后，为了确定这一手术的效果，他于1991年3月请全国著名的肝胆外科专家进行成果鉴定，其中有西南医院的黄志强院士，上海瑞金医院的普外科主任、著名胆道与胰腺外科专家张圣道，昆明医学院第二附属医院的院长王炳煌以及刘永雄等专家。

专家们到达医院的当天就观看了手术，手术很成功。第二天

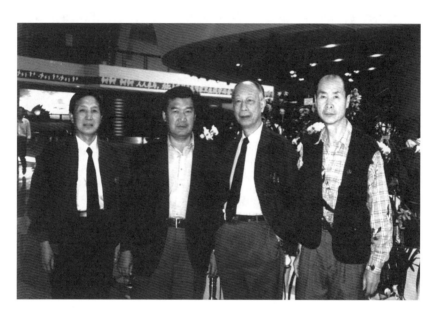

黄志强院士（右二）、荀祖武（左二）、王自立教授（右一）等合影

早上，他们去病房了解病人的状况，没有想到病人不在床上。这不禁让他们有几分担心，陪同的医生马上解释说病人恢复得很好，肯定是出病房散步去了，并让护士去找病人。很快病人就回到了病房，而且是自己走进来的——病人刚刚接受手术一天的时间就能下床走路，如果是开腹手术，绝对不可能恢复得这么迅速，这让专家们感到异常震惊。在对病人做了进一步的观察后，所有专家们都出具了手术成功的意见书（后来在《中华外科杂志》发表文章正式认可此术式）。

此时，广医附一院的刘衍民和他的同事也已经开始了 LC 手术。1991 年 1 月 29 日讲习班结束后，医院两位的领导（钟南山院长和吴开俊副院长）当即决定要买下手术演示用的设备与器械。香港新康科学仪器公司进行了综合考虑，提出的方案是以半价出售手术中使用的 KARL STORZ 公司的产品（其中部分费用是由刘衍民主动提供——他将自己在美国节省下来的工资和补助贡献给了这套设备）。医院决定成立由刘衍民负责的小组，开展腹腔镜临床应用研究。就这样，刘衍民成为我国最早开始做腹腔镜手术的专家之一。

万事开头难，刘衍民遇到的第一个难题是没有床位。虽然两位院长都支持这一新领域的开拓，但是普外科有人并不看好 LC 的发展；当时普外科只有一个病区，医生多床位少，而且大家对腹腔镜技术都不了解，谁也不愿意专门让出病床给刘衍民开展临床应用研究。

第二个难题来自在医院内的推广。由于腹腔镜技术太新，很多外科医生对这项技术不信任，患者也不敢轻易尝试。这种手术是将腹腔镜镜头插入体内，医生通过观看监视器屏幕上所显示的拍摄图像，对病人进行诊断和手术，可以说是"看着屏幕"做手术。腹腔

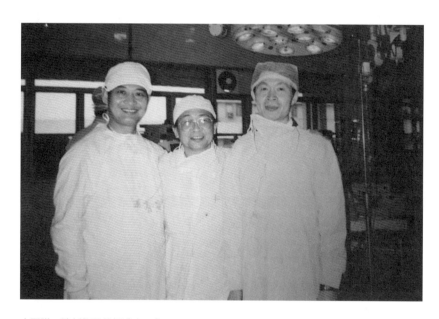

广医附一院刘衍民教授（右一）

镜最大的难点在于腔镜中呈现的画面是二维的，并且左右相反，必须要达到高度熟练，才能进行手术。为了消除病人的疑虑，刘衍民和小组其他医生加紧练习腹腔镜技术，一有空余时间就买猪肝放在纸箱里，对着电视练习。他对同事说："开展新手术，不出医疗事故，这是底线，只有这样才能宣传好腹腔镜的名声。"刘衍民在2月份花了两周多时间用纸箱进行模拟训练，接着就开始找病人做腹腔镜胆囊切除术。

有两位院长做后盾，刘衍民主动去拜访其他科室的主任，寻找做手术的床位。最后得到眼科主任的支持，因此医院早期很多 LC 手术都是放在眼科做的。第一例手术是一位 40 多岁的男性，吴开俊也到了手术室全程陪同，持镜医生和手术助手由妇产科和泌尿科的两位医生主动承担。手术中出现了当时比较常见的问题——半自动气腹机由于护士的操作不够准确，出现压力过大的现象，有一些气体跑到了病人的皮下和胸腔中去，造成了气胸，在场的人都不禁感到一阵紧张。刘衍民和吴开俊立即让胸科主任来手术室，查看了病人的身体各项体征指标，发现都属于正常范围；胸科主任说这显示胸腔里的气很少，确认可以继续手术。第一例手术从下午一点多开始一直做到下班时间才完成，共花了近 4 个小时。

当时广医附一院的医生都住在学校里，钟南山院长就住在刘衍民的对面。第一例手术完成后，钟院长第二天一早特意过来询问手术情况。当他听说虽然出现了一点小问题，但手术最后成功地完成时，就鼓励刘衍明继续将腹腔镜手术开展下去。刘衍民做第二例时只花了大约 2 个小时，后来速度就越来越快。1991 年全国各地有很多医生慕名来到广医附一院学习，刘衍民和腹腔镜小组的成员也去外地做了一些推广，刘衍民去的最多的是湖南医科大学附属湘雅医院、江西中西医结合医院、江西医学院第一附属医院等。

腹腔镜手术不用开腹，病人痛苦小、恢复快，曲靖第二人民医院和广医附一院 LC 手术的不断成功，引起了周边地区一些医院外科医生的兴趣。1991 年 4 月，西南四省一市普外科学术会议在成都军区昆明总医院召开。会议由医院外二科副主任陈训如和科室主任卫士臣筹划组织，邀请荀祖武向 200 多名与会者讲述了手术过程及经验。年届 50 的陈训如此时已在军队医疗系统从医 27 年，虽然他知道很多大医院的专家们都对这种手术持怀疑态度，包括卫士臣也曾犹豫不决，但他依然决定进行深入探索。他敏锐地感觉到，腹腔镜手术将会成为普外科手术发展史上的一个里程碑。

当时，国内在腹腔镜方面的资料并不多，陈训如曾在《中国实用外科杂志》上看到过一篇题为《第 12 届国际肝胆胰学术年会见闻——腹腔镜胆囊切除术简介》的文章，是由武汉同济医科大学的夏穗生教授翻译撰写的。刘衍民带领的小组正在进行的 LC 手术，也激发了他决心要尽早开拓外科手术这一新兴领域。会议结束后，陈训如向院长撰写了一份报告，请求医院购买设备与器械。

陈训如的报告得到了院领导的批准，医院订购的设备和器械于当年 8 月 25 日送达医院。外二科室的医生此时已经观摩学习了几个月，他们立即开始"真刀真枪"地做手术了。他们选择了动物为实验对象，为了方便和节约费用，外二科室从昆明一家屠宰场买回 20 多个动物的胆囊，保存在冰箱里，然后一个个拿出来由陈训如和其他医生反复进行实验，练习包括穿刺器、操作镜、抓钳等全套器械的用法，熟悉每一个步骤，努力提高切除胆囊的准确度与速度。

与此同时，陈训如和卫士臣开始了挑选手术对象的工作。第一例手术的成功与否非常重要，不仅仅是因为万事开头难，也是因为两人已耳闻北京和昆明都有知名医院在做手术时发生了严重的并发症，并因此暂时停止了此类手术。为了保证手术的成功，两人决定务必要在碰到合适的病人时才做手术，比如病人不能胖，年龄不能偏大、做手术时胆囊炎没有在发作等。由于等不到合适的病人，9月10日去西安开学术会议的院长只能抱憾登机。12日那天，一位来自云南昭通的中年女性病人接受了手术。医院的所有常委都来到手术室，由陈训如主刀，卫士臣在手术台边进行指挥与协调。在手术进行到关键步骤时，如胆囊某些组织的切断等，陈训如都向大家进行询问，以确保不出失误。由于准备充分，现场技术力量强大，手术约90分钟就成功结束了。

西南地区胆道结石、泌尿系统结石病例很多，LC手术也引起了成都第二人民医院肝胆外科主任张诗诚等医生的高度关注。成都第二人民医院拥有120年历史，医院前身是1892年由加拿大基督教会医学传教士启尔德（Omar Kilborn）创办的福音医院（后又称仁济医院、四川红十字会福音医院），为川西地区历史上最早的一所西医医院，在西南地区名气很大，无论是医疗硬件还是医疗人员方面都拥有很强的力量。

不过对于LC这种新兴事物，医院里当时有不少医生都持怀疑态度，认为手术风险高，容易出现并发症。在深入了解LC手术的种种优点和思考其未来前景后，张诗诚最终决定要在医院里开展这种可以为患者减轻痛苦的手术。他于1991年下半年带了一个助手去曲靖第二人民医院学习。回来后，他很快就组织了一个团队，在1991年年底前完成了第一例 LC 手术。

腹腔镜胆囊切除术在全国迅猛发展

就在陈训如带领同事摸索如何快速可靠地完成 LC 手术时，上海瑞金医院、北京大学第一医院、北京宣武医院、暨南大学医学院附属第一医院和上海长海医院等全国一流的大医院也开始了 LC 手术的探索旅程。

在瑞金医院，于 1991 年 3 月去曲靖参加过国内首例 LC 手术鉴定会的普外科主任张圣道回来后，敏锐地感到这项新技术很有发展前途，及时向医院领导汇报，得到了医院的高度重视，并随后订购了全套设备与器械。当时医院里只有一个人在国外接触过这项新技术，即郑民华以前的老师、普外科二病区的蒋渝。蒋渝曾在法国腹腔镜技术创始人的医院参观学习过，并担任过主刀医生的助手。蒋渝在 50 岁运用这一新技术时，也曾一度有过保守与担心的心理，怕手术中出现损伤。当时医学界反对的声音很大，有的医生说，"这种手术不就等于是有门不走，偏要从窗口跳进去吗？"瑞金医院又是上海最著名的三级甲等医院之一，在全国也颇有名气，可以说首例手术只能成功不能失败。不过，蒋渝最后还是打消了所有疑虑，于 1991 年 10 月成功完成了医院的首例 LC 手术，亦为华东地区第一例。

同年 12 月底，郑民华在院长李宏为的邀请下回国，加入瑞金医院。回来后他立即在瑞金医院完成了自己国内的第一例 LC 手术。郑民华在法国已经熟练掌握了腹腔镜技术，但是由于当时国内的情况

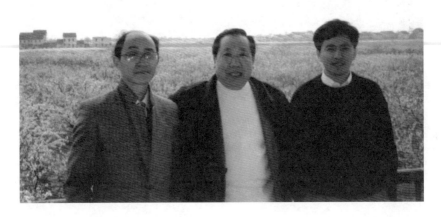

张圣道（左二）、蒋渝（左一）、郑民华教授（右一）1993 年合影

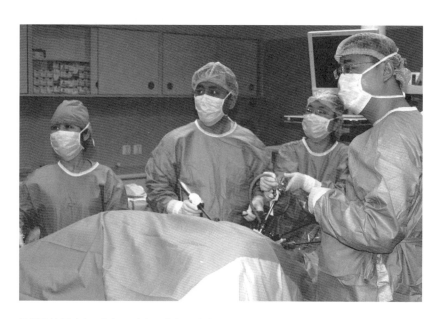

郑民华教授（左二）与同科室医生在手术中

与法国有比较大的差异，他和蒋渝以及后来成为瑞金医院"微创中心"优秀骨干的几位医生在初期时都经历了很多困难。为了尽快推进腹腔镜手术在瑞金医院乃至在中国的发展，郑民华和蒋渝经历了种种"创业"的艰难。比如没有固定床位，他俩只能采取到各科室去借的办法。他们先是在医院外科的 4 个病区里，靠每个病区挤出的一两个床位来做手术；后来这些病区也实在挤不出床位了，就在高压氧舱边上借了四五个床位。接着他俩又到口腔科去"占领"几个床位，再后来是向妇产科、整形外科等各借 8 到 10 张床位。由于病人都分散在各个病区，每次新病人入院都需要他俩亲自去询问病史，然后记录、写病史、开刀、再早晚查房，写出院小结，非常辛苦。好在医院的领导非常支持郑民华和蒋渝的工作。郑民华每当回忆起那段时间，都感到非常难忘。

　　"腹腔镜的发展与电子学、机械学、光学的发展密切相关，那时世界上也刚刚起步，所以器械还不够完善，尽管当时我们购置的产品已经算是比较好的了，但相比现在还是很差。我觉得，让人接受的最好方法，就是让他们看到腹腔镜的效果。在瑞金医院内，我总是找机会向妇产科、泌尿外科、胸外科等多个科室普及腹腔镜技术。

　　我记得非常清楚，当时的外科主任张圣道为了支持我的工作，在住院床位很紧张的情况下对病区负责医生说：'你就给郑民华 2 个固定的床位做 LC。'可没过一个星期，由于床位太紧张了，没法分配固定床位给我，一天查房时病区有位主任就说：'哎，我们很想支持腹腔镜手术，也不要什么固定床位了，

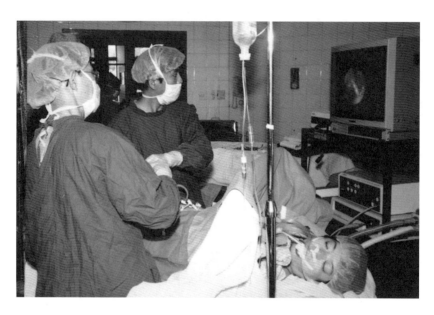

郑民华（右一）1993 年完成中国首例迷你镜腹腔镜手术（2mm）

我们这里只要有床位，你们都可以收病人。'但事实上根本没空床位。后来我轮转到外四，病区主任郁宝铭很支持，真的是什么床位都可以收，见缝插针支持这一新生事物。就这样，我在外四、蒋渝在外二，我们就把这项微创外科领域里的新技术开展了起来。"

对于蒋渝来说，那段年已半百的创业时期更让他永远铭记在心。从 1991 年年底开始，他和郑民华从一杆"枪"、两个人起步，靠着在不同病区里"打游击"，逐渐在医院里增加做腹腔镜手术的床位；然后再增加各科室学做手术的医生，慢慢建立"根据地"，直到胜利"战略转移"——在瑞金医院分部（原上海市政医院）中筹建"微创外科病区"。对于那段难忘的岁月，给蒋渝留下了这样的记忆：

"世界很奇妙，有时借床位、'打游击'也会促成双赢的好事，它使我们有机会与不同科室密切合作，不管什么病种只要是适合腹腔镜手术的，我们就帮着或指导他们一起开刀，从普通手术到高难度手术都被我们一一攻克了下来。于是我们的妇产科、泌尿外科、胸外科等兄弟科室也成为全国最早开展腹腔镜外科手术的科室之一。回顾这一切，我真的对改革开放的国策充满了感激。它使我当年能与郑民华等一些 30 岁不到的小青年在一起奋斗、打拼，是事业焕发了我第二次青春，让我的人生有了新的价值、新的飞跃。"

在南方和华东地区腹腔镜手术小芽才露尖尖角之时，北方地区也几乎同时展开了腹腔镜手术。北京大学第一医院是腹腔镜手术开展比较早的医院。张寰的老师刘国礼教授是中国微创外科学开拓者之一（学组第一届组长），刘国礼教授和日本首位开展腹腔镜手术的山川达郎关系非常好。1991 年 8 月，他把山川达郎请到医院，利用奥林巴斯公司赠送的设备做了北京首次腹腔镜胆囊切除术演示。当时来观摩的医生比较多，大概有 200 多人。当时病人也有顾虑，医院曾准备了三个病人，但都临阵退缩了，最后还是来自宣武医院的病人接受了手术（在开展 LC 手术的初期，相对于西南西北地区，北京上海的病人由于选择多，风险意识高，愿意做 LC 手术的病人比较少）。

山川达郎在北京大学第一医院完成这一例手术后，刘国礼就带着张寰等人开始在医院推动 LC。万事开头难，对于医学新技术尤其如此。当时腹腔镜手术的发展历史只有短短三四年的时间，还没有丰富的教学资料，而且那时中国与国外医学界的交流也有限；刘国礼和张寰他们就反复观摩山川达郎的演示录像，仔细研究每一个操作要点，然后再做动物实验。张寰在回忆时说："前 50 例时我们特别慎重，做好一切充分准备再开始手术，努力保证有一个好的开端。"腹腔镜手术都是从胆囊切除术开始的，现在医生做一例只需要十几分钟，而当时张寰和同事在完成最初十几例 LC 时，每一台手术都需要约 3 个小时。

50 例手术做下来，虽然也出现一些并发症，但整体很顺利。亲自做了一些手术后，张寰体会到与传统手术相比，腹腔镜手术是一种颠覆性技术。优点显而易见：由于是微创，病人痛苦小、术后恢复快，住院时间大大缩短，而且整个费用跟传统的开腹手术差不多。

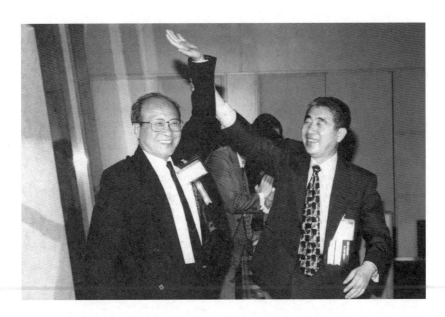

刘国礼教授（左一）与日本教授

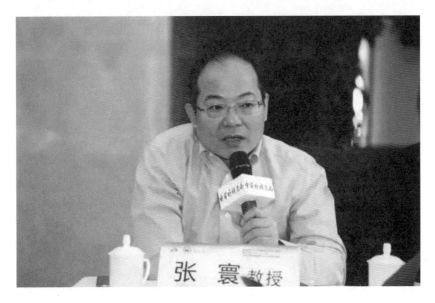

张寰教授在会议上

自此之后，北大医院的腹腔镜手术不仅针对胆囊，也开始做胆管结石、疝修补等手术。随着技术越来越成熟，刘国礼和张寰他们也想把腹腔镜手术的范围再次扩大，但遇到两个问题：一是当时手术的设备与器械比较难购买，二是设备器械也不支持。到了1992年以后，KARL STORZ公司向北大医院提供了先进的CCD摄像仪器和其他设备，分辨率更高，再加上随之涌现的一些先进的手术器械，比如超声内镜、微型手术器械、各类腔内切割吻合器等，让一些复杂的腹腔镜手术成为可能。先进的器械让医生们如虎添翼，腹腔镜手术向更广的范围拓展，延伸到一些特别复杂的手术，如胰腺切除或肝叶切除等，手术形式也不断创新。

北京大学第一医院由日本专家实施的手术完成后不久，暨南大学医学院附属第一医院（也称广州华侨医院）迎来由美国、加拿大、法国等国家10多位专家组成的腹腔镜专家组，他们在1991年9月6日—7日举办了为期两天的学习班，做了7台胆囊切除演示手术（包括术中胆道造影），当时还在攻读博士的王存川为几台手术担当助手。这个专家组是由1978年去了美国的顾之岳（医院原放射科主任）牵线搭桥的，当腹腔镜技术于1989年开始在美国兴起时，他就积极和自己原来工作过多年的广州华侨医院联系，促成了学习班的举办，吸引了广州本地其他医院以及外地医院的医生前来学习。成功举办这一学习班后，华侨医院于1991年年底购买了KARL STORZ公司的设备。此前，医院已经派陈俊威副教授去德国进修一年，在他学成归国后，于1992年年初成功完成了广州华侨医院的第一例LC。

北京宣武医院也是属于全国最早进行LC手术的医院之一，医院

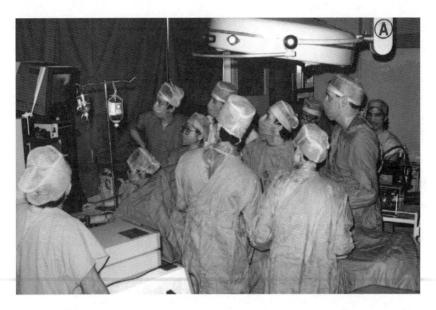

广州华侨医院美加等国专家代表团在手术中

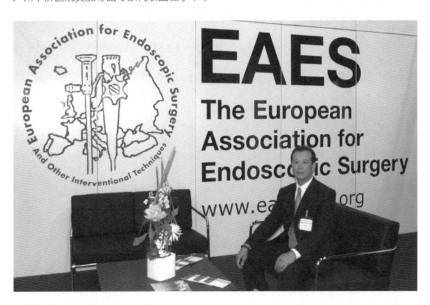

北京宣武医院徐大华教授

在 1991 年 10 月 10 日由徐大华教授完成了第一例。徐大华于 1983 年毕业于首都医科大学医学系，然后进入宣武医院外科。1990 年他以访问学者身份赴美国罗马琳达大学医学中心临床进修学习，此时正值欧美国家腹腔镜手术热潮的初期。1991 年 9 月徐大华回国后即开始从事腹腔镜外科工作，后来参与了腹腔镜与内镜外科学组的筹备，任第一届学组秘书。

徐大华在美国时只是观摩了美国医生的手术，并未经过正规的培训。回国后他经过短暂的动物实验就开始进行正式手术。LC 手术在中国当时的医学界依然存在很大争议，有人调侃说"微创做成了巨创"。那时北京只有三家医院购买了设备，设备也比较落后。徐大华记得国内的设备与他在美国看到的设备相比，内窥镜的清晰度差很多；那时国内也没有什么手术视频可供学习，基本上都是医生自己在进行探索。不过当时徐大华只有 30 多岁，他勇于探索未知，同时凭借自己在美国的学习经验，担当起了在宣武医院开展腹腔镜手术的重任。在宣武医院，和其他早期开展 LC 手术的医院一样，手术也是由年轻医生做起来的——当时，中国正处于科技创新的蓬勃发展时期，众多的年轻医生学习欲望强烈，容易接受新事物，这是年轻医生成为腹腔镜技术主力军的重要原因；不过和很多其他大医院不同的是，宣武医院不少高年资的专家医生也发挥了积极作用。徐大华曾回忆道：

"当时我们都是 30 多岁的年轻人，在医院里没太多权力和影响力。我相对好一些，从国外回来后是住院医生，几个月后提为主治医生；一年多后，破格提了副高职称。即便如此，

也是资格较浅的医生，无论是购买设备，还是收治病人、申请
特护病房都要靠资历深的专家们的支持，腹腔镜手术更要靠他
们的支持。设想一下，一套腹腔镜进口设备二三十万元，如果
得不到医院里权威性的老医生、老教授的点头肯定，很难顺利
购买到。"

那时做腹腔镜手术常常会出现多种并发症，包括出血、胆管损
伤等，一些医院因并发症而暂时或长时间停止了 LC 手术，有个别的
医院甚至出现病人死亡。并发症的处理颇有难度，此时，经验丰富
的老专家们如果能给把关和指导就显得十分重要。特别值得一提的
是，去曲靖参加过国内首例 LC 手术鉴定会的黄志强教授，他的大力
支持当时对处于探索阶段的宣武医院来说如同"及时雨"。黄志强
教授不仅是国内外科的权威，还是中国工程院院士，后来他长期担
任腹腔镜与内镜外科学组的顾问。

LC 手术在军队医院中开展得比较早，除了成都军区昆明总医院
率先进行之外，空军西安医院、解放军 101 医院、解放军 309 医院、
安徽武警医院、空军乌鲁木齐医院等医院均在 1991 年至 1993 年大
规模开展了 LC 手术。空军乌鲁木齐医院在 1991 年 11 月进行了首
例，到 1992 年 7 月已经完成了 382 例。在隶属军队医疗系统的上海
长海医院，时任普外一科主任的华积德于 1991 年上半年就开始研究
腹腔镜技术。华积德思想开放，1990 年去探望两个在美国留学的女
儿时，知道了这种手术的神奇之处，并目睹了其在西方国家的飞快
发展，美国 Cameron 等医生的"如果你不开展这项技术，你将失去
胆囊结石患者"的预言让他感到很震撼。从美国回来后，华积德在

1991 年上半年向科室的副主任沈炎明、郑成竹以及自己的研究生仇明介绍了这种手术的情况，并请他们尽快开始予以关注与探索。

沈炎明、郑成竹和仇明很快就意识到，这种新兴手术的前景非常广，他们向医院递交了申请报告，但是遭到了否定。在李家顺教授担任长海医院的副院长后，批准了购买设备的计划。于是郑成竹和仇明开始着手订购器材，此时他俩已经认识到，这种手术不仅可以做胆囊切除手术，还可以向疝修补、肿瘤切除等手术拓展。虽然当时已开展腹腔镜手术的医院做的几乎都是胆囊切除，但是俩人经过周密考虑，决定向德国 Wolf 公司订购可以进行手术拓展的全套器械，比如要求配备可以伸入病人体内进行活检的活检钳等。由于所订购器械种类大大超出了 LC 手术配套器械的标准，合同金额较大。Wolf 公司接到订单后，业务人员看到合同采购金额高（由于全套设备与器械的价格超出常规合同的一倍多，沈炎明和华积德提出分期付款的方案并得到 Wolf 公司的同意）。本着对客户负责的态度，他们又帮长海医院向国外的一些专家进行了咨询，确认这些器材在拓展手术种类时都会有用，才去进行了定制与采购。因为器械种类多，全套器械等了大半年，于 1992 年 4 月底运至长海医院。

在等待设备和器械交付之前，郑成竹与仇明于 1991 年 11 月去曲靖第二人民医院学习。此时，荀祖武已经带领科室的医师们做了 70 多例胆囊切除手术了，全国各地来学习的医生络绎不绝（荀祖武因开拓 LC 手术，获得 1991 年国务院特殊津贴，该年度曲靖只有两人获得这一殊荣）。郑成竹和仇明原计划待两周，多观摩几个手术，仔细学习每个步骤。不过，由于自身的基本功扎实，加上来之前已经研究了大量资料，他们两人在学习与当助手的过程中很快就弄清楚了所有步骤与操作。他们在扶镜的时候，还发现了 30 度镜的妙用：当术者从不同角度转动镜子时，通过镜子的斜面可以看到更深的组织，这样能充分暴露手术部位，视野更佳。当时已经开展 LC 手术的医院几乎都采用的是零度镜，医生们不愿意采用功能更强的 30 度镜，主要是由于内窥镜必须与摄像头保持一致的方向，这样术者在看不同手术画面时需要来回扭动头部，很不方便。他俩观察到，安装在摄像头上的镜子，只要把连接的螺丝拧得松一点，这样转动镜面时，医生不用扭头就可以清楚地看到手术画面。曲靖二院的医生们对这一发现也感到很兴奋，因为这可以让他们更精确、更快地开展手术。两人一周后回到上海，向华主任和其他同事汇报了情况，并计划在正式做手术前进行更多探索。

当全套手术器械于 1992 年 4 月 27 日抵达医院时，郑成竹和仇明已经对手术进行了充分的学习和研究，但是愿意尝试手术的病人却不容易找。长海作为一家军队系统的知名医院，有很多经验丰富的高年资外科专家——他们对腹腔镜手术的态度严重影响病人对手术的选择；有的专家公开说这种手术危险性太大，会有多种并发症。仇明和郑成竹第一例手术的病人之所以敢于"尝鲜"，与广受病人信任的华积德主任有很大关系——他拍着胸脯告诉病人，这种创新手术的创口小、恢复快；而且科室里已经做了充分准备，技术上肯定没问题。

4 月 28 日，长海医院的第一例 LC 手术由仇明和郑成竹成功完成。出于小心谨慎的原因，手术花了近 3 个小时。手术成功结束后，两人和华主任都大喘了一口气。接下来的几个月，手术的例数虽然都屈指可数，但是手术的效果非常好。有一个在银行工作的病人，手术 3 天后出院，然后就上班去了。同事们都不相信她做了手术，纷纷要看她腹部上的伤口，结果只看到几个很小的疤痕，感到万分惊奇。这个病人特地打电话向郑成竹表示感谢，顺便也讲了讲自己的腹部被"围观"的趣事。

在长海医院完成首例 LC 的同时，远在边陲的新疆自治区人民医院也于同年的 3 月 17 日进行了首例 LC 手术，不过，医院是请荀祖武过来做的。然后，医院在 19 日完成了具有里程碑意义的手术——国内第一例肝包虫腹腔镜手术。医院自己的医生做的第一例手术由王自立完成，紧接着克里木就去了上海瑞金医院学习。由于胆囊发病率高，人民医院会做 LC 的医生很快受到新疆各地医院的邀请，包括一些县级医院。在接下来的几年时间里，新疆自治区几乎所有的 LC 手术，都是由人民医院的医生完成的。另外据统计，全国那几年的 LC 手术近 20% 都是在新疆完成。实践出真知，从 1995 年开始，人民医院的几位高水平医生经常在全国会议上进行手术演示，很多外地医生也前来进修，包括上海、北京、深圳等地医院的医生，以及后来担任学组成员的北京朝阳医院的杜燕夫。

山东齐鲁医院于 1991 年年底引进了德国 Wolf 公司腹腔镜设备，胡三元和同事们为了尽快掌握腹腔镜技术，找来纸箱、镜子等器材，自制了训练仪。那时候，他们经常在训练仪前一待就是几个小时，夹绿豆、剥葡萄皮，手麻了就歇一会继续练习。在废寝忘食的钻研下，只用了半个多月时间，胡三元就掌握了腹腔镜的基本操作。然后于 1992 年年初开展了动物的腹腔镜胆囊切除实验。1992 年 4 月 6 日在寿楠海教授带领下，牛军、胡三元医师团队完成了齐鲁医院首例、也是山东省首例腹腔镜胆囊切除术，同年 8 月完成了首例腹腔镜胆总管切开取石、T 管引流术。胡三元在 1993 年 10 月开展了齐鲁医院首例腹腔镜阑尾切除术和腹腔镜疝修补术。

1991 年 6 月，甘肃省人民医院的院长尹伯约在美国学习时了解到腹腔镜技术，回国后向时任普外科副主任的李徐生做介绍。李徐生立刻开始关注国内在这方面的发展，于 10 月到广州参加全国第五届胆道外科会议。会议安排荀祖武对腹腔镜技术进行了专题发言，介绍了曲靖市第二人民医院已完成的数百例 LC 手术的情况。荀祖武的发言让李徐生收获很大，在会议期间，经过电话跟尹伯约院长的沟通和同意，他代表医院与德国 Wolf 品牌的代理公司签订合同，购置了甘肃省首台腹腔镜设备。为了更好地开展手术，医院在 1992 年 2 月派李徐生和高鹏以及一名护士到曲靖学习。从 5 月开始，李徐生与高鹏在动物身上做实验，1992 年 7 月 20 日，医院特邀荀祖武过来指导，成功做了甘肃省首批（共 5 人）腹腔镜胆囊切除术。到 10 月的时候，李徐生和高鹏共完成 20 多例手术。在这一阶段，选择的病人大都是胆囊结石、胆囊息肉和胆囊炎患者，因此成功率很高。李徐生和高鹏在 10 月召开的甘肃省普外科年会上介绍了 LC 手术的经验。

全国最早一批开展 LC 手术的，还包括北京医科大学附属三院，其第一例手术由邓绍庆于 1991 年 9 月完成；以及浙江省人民医院，第一例手术于 1992 年完成（该医院后来成为浙江省内镜腔镜质量控制中心挂靠单位，也是浙江省医学会微创外科分会主委和秘书所在单位）。广西壮族自治区人民医院于 1992 年引进 KARL STORZ 公司的腹腔镜设备，由黄顺荣率先在广西开展 LC。此外，复旦大学附属中山医院、中山大学附属第一医院、西安空军医院、重庆西南医院、

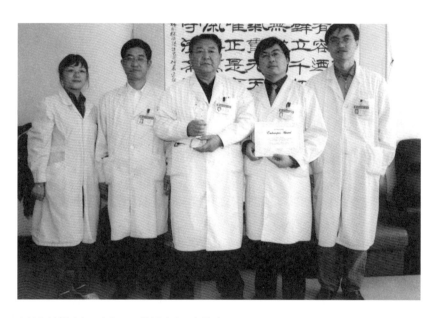

李徐生教授（左三）与王琛教授（右二）等合影

四川德阳市电视腹腔镜手术治疗中心、湖南湘雅医院、江西医学院第一附属医院、佛山市第一人民医院、解放军153医院等医院也属于较早开展LC手术的医院。

浙江大学医学院附属邵逸夫医院在LC手术方面属于后起之秀，这主要是因为它成立的时间晚，1994年5月才正式开业，开业后立即开始做LC。该医院后来一直在腹腔镜方面处于全国的领先地位，这和美方合作伙伴罗马琳达大学医学院的大力支持有着密切关系。邵逸夫医院的第一例LC手术由第一任美方院长美籍华人方则鹏完成，他是一位结直肠方面的专家，之后，他就和其他美国医生一起指导中国医生做手术，包括后来成为享有国务院特殊津贴的微创外科专家王跃东（医院第一位得到美国专家认可的腹腔镜外科医师）。医院当时的设备与器械非常先进，与美国的水平一样，设备是史塞克公司的，器械是KARL STORZ公司的。

邵逸夫医院虽然成立的时间晚，但是由于美方派遣医生的高水平与高度责任心，中方医生进步快，医院迅速在LC手术上名声鹊起。当时一般医院在做LC手术时，会根据病人的情况进行选择，困难的病例会让病人做开腹手术；而邵逸夫医院几乎是无选择性的，这其中在很大程度上，要归功于1994年下半年美方派来的Bryner医生的指导。Bryner任医院的大外科主任，是王跃东的导师，他一来医院后就跟做LC手术的医生们说，"什么样的胆囊手术我们都能做"，无论胆囊炎症是否明显、胆囊壁是否太厚等。王跃东根据多例手术的经验，1996年在《浙江医学》发表了《无选择性腹腔镜胆囊切除》一文。

除了对病人基本可以无选择外，邵逸夫医院的LC手术还有一

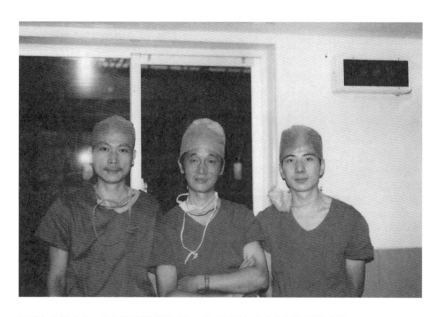

王跃东教授（左一）与沈炎明教授（左二）1995年在上海长海医院合影

大特色，那就是从 1994 年年底开始，每个病人手术之前都要进行常规经胆囊管胆道造影，其目的一是查看是否有结石，二是弄清楚解剖结构，避免胆管损伤。这最初也是在 Bryner 医生的指导下进行的，由于采取了这一非常精细的步骤，邵逸夫医院做的 LC 很少出现并发症，当时在国内属于非常领先的水平。

腹腔镜胆囊切除术发展早期的科研、培训与学术会议

从 1991 年开始，对于并发症的处理和预防，早期开展 LC 的大医院都给予了高度重视。如成都军区昆明总医院在做第 102 例 LC 手术时，发生了第一例胆管损伤；由于手术中胆管损伤的位置高，转开腹手术做修复的困难程度大，给病人带来很深的痛苦。这一事故发生后，陈训如开始密切关注并发症的问题。1992 年 4 月，他基于对医院已完成的数百例手术的分析，在撰写《腹腔镜胆囊切除术治疗良性胆囊疾患 700 例报告》（此文于 1993 年发表于《中华外科杂志》）时总结了预防肝外胆系损伤的方法，提出手术中必须沿胆囊颈胆囊壁分离，找出胆囊壶腹与胆囊管交界部等有效预防方法。

在手术适应症的要求上，昆明总医院严格遵循了三个阶段的演变。第一阶段严格挑选病人，即只对单纯性胆囊结石、胆囊息肉、胆囊造影显影良好者实施手术；第二阶段，当积累了一定经验后，适当放宽手术适应症，比如对萎缩性胆囊、胆囊充满型结石、胆囊管结石嵌顿伴胆囊肿大等病人实施手术。而第三阶段则是做进一步

的放宽，如经胆囊管或胆总管切开取石。

在此之前，我国最早报道腹腔镜胆囊切除术的文章是由荀祖武等在《中华外科杂志》1991 年第 29 卷第 10 期发表的《电视腹腔镜胆囊切除术 100 例报告》一文。刘衍民等在 1991 年 12 月 20 日出版的《实用外科杂志》（第 11 卷第 12 月期）发表的《腹腔镜下切除胆囊 45 例报告》，也属于早期这类文章的一篇优秀之作。

凭着长期以来孜孜不倦的钻研精神，为了能让更多中国医生获得腹腔镜手术的一手资料，陈训如在开展手术的头几年内就撰写了数十篇论文和几本专著：早在医院开展腹腔镜手术仅 3 个多月时，他便撰写了《电视腹腔镜胆囊切除术 90 例报告》一文（此文于 1992 年发表在《西南国防医药》第二卷第 4 期上）；1993 年 2 月，云南科技出版社出版了由陈训如撰写的《腹腔镜胆道外科》一书，是国内最早一批腹腔镜方面的专著。这本书融汇了大量的手术实践，对许多在那个时期学习 LC 技术的医生起到了重要的指导作用。

1995 年年底，陈训如和罗丁等其他同事又对医院 4 年零 2 个月的 2820 例腹腔镜手术进行了总结，撰写了《腹腔镜胆囊切除术严重并发症的预防》一文，从 3 个关键领域提供了实用性很高的解决方案：一是在解剖 Calot 三角区域时需注意 7 个方面，包括不可盲目解剖胆囊管与右肝管，不可盲目止血等；二是关于胆囊动脉的处理，提出胆囊动脉的起源和行走变异，常常是造成手术困难和术中大出血的重要原因，并指出如何从 5 个方面解决问题；三是关于邻近器官的损伤问题，提出预防方法是术者和助手对预切组织做对抗牵引以形成张力，并尽量少采用电刀切断的方式。

长海医院在 1992 年刚开始进行腹腔镜手术时，由于患者的胆囊

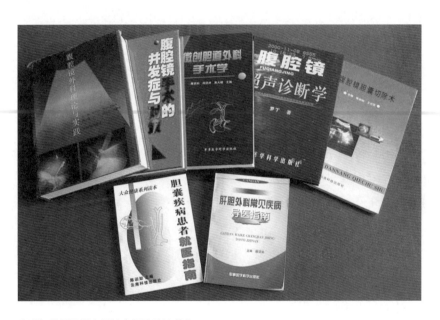

陈训如教授早期出版的多部腹腔镜著作

出现变异，发生了胆总管损伤。医院马上对这位女病人进行了开腹手术来修补其胆总管。普外一科的华积德和沈炎明立刻组织大家分析损伤发生的原因，确认是判断错误：病人的胆囊颈部有结石嵌顿现象，胆囊管就变得很短；主刀医生就把下面的胆总管误认为是胆囊管，在询问在场的几位医生后（没有人提出异议），没有经过仔细考证就切断了。后来，华积德和沈炎明又让科室医生反复观看这例手术及其他手术的录像，然后对 LC 的操作程序进行了优化。明确规定在切断任何管道之前，一定要反复确认解剖结构，特别是异常结构的确认；对于胆囊切除时胆囊管的分离，也明确规定了第一步在何处分离，第二步分离哪一边，到了什么时候可以把胆囊管游离出来等。对此，仇明建议充分利用 30 度镜的功能，以保证术者能对胆囊管进行 360 度彻底分离，避免损伤胆总管（由于采用了这一规范做法，仇明在以后完成的累计约两万例 LC 手术中无一例损伤发生）。开展 LC 手术的头几年，胆总管损伤在一些医院时有发生，仇明在一次由中华医学会于济南召开的中国腔镜外科会议上，对此项技术进行了详细介绍，受到了与会专家和代表的高度关注；由于当时大部分医院使用的仍然是零度镜，如何使用 30 度镜也引起了大家的讨论与思考。

在 LC 开展的早期，各地都出现了手术并发症的情况，特别令人关注的是胆总管损伤的问题。LC 术中发现的胆总管损伤率明显高于开放胆囊切除术。解放军总医院的刘永雄教授曾在当时分析国内 28 家医院施行 LC 3986 例，胆总管损伤 13 例，平均损伤率 0.32%。随着医生开展 LC 的经验累积，再加上相关培训和业务交流，LC 的并发症显著降低。

从 1992 年到 1994 年年底前后，全国各地陆续开展 LC 手术的医院层出不穷。这些医院有的是自己派出医生学习如何做手术，有的是先请上海、广州等大医院里已经掌握技术的医生过来做手术，然后让本医院的医生接受培训后逐步自己进行手术。郑民华、蒋渝、陈训如、刘衍民、郑成竹、仇明等早期在腹腔镜手术方面颇有建树的医生也主动去外地城市进行推广与演示。郑民华在 1992 年时更是不遗余力地一个一个城市地跑，让更多的外科医生都认可腹腔镜手术并学会方法。当时一些中小医院为了发展自身的特色而接受度高，而大医院的阻力则比较大；因此，那几年中小医院在 LC 方面的发展反而步伐更快。

从郑民华回国开始，瑞金医院的微创团队就坚持每年召开 1 到 2 次腹腔镜学习班，且规模、档次不断提升，培养出一大批腹腔镜领域的优秀人才，其中包括后来成为瑞金微创中心骨干的许多优秀医生，如王明亮、陆爱国等这些早期学员。1992 年学习班刚开始举办时，模拟操作的设备可谓"抗大式"：学员们在一个密闭的纸板盒内用灯光照着，拿一些鸡鸭肠子进行操练。第一次学习班规模很大，有 20 多个模拟手术台，每台能坐五六位学员。普外科进行了全科动员，不少青年医生都事先到菜市场买回鸡肠鸭肠，拿回来修剪好放在箱子里备用；瑞金医院及来自全国各地的医生共有 200 多人参加，可以说中国微创领域元老级的人员几乎都参加了。

为了更高效地培训全国各地的医生，瑞金医院很快就于 1992 年成立了全国内镜外科培训联盟（CETF）。由于瑞金医院的专家来自全世界，CETF 通过"种子计划"将全球最新的腹腔镜外科进展情况与新技术、新方法传播到全国各地。"种子计划"主要采取举办各

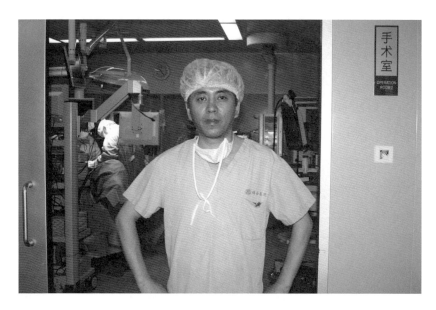

郑民华教授于手术结束后

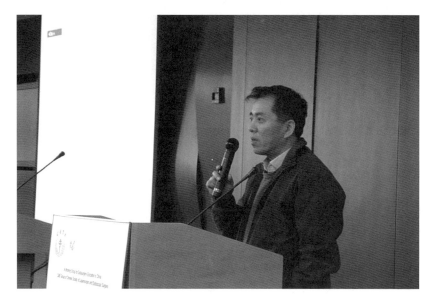

郑民华教授在瑞金医院腹腔镜培训班上授课

种学习班，接受进修医生来瑞金医院各科室轮转，选送优秀人才出国培训等方式先让某医院的一位医生受益，然后该医生回到医院就能像种子一样带动五六个医生，以此将手术开展起来，并逐渐带动整个科室甚至医院。CETF 开展了几年培训后，参加培训的不再仅仅是医生，而是包括麻醉师、手术护士、病房护士一起的整个腹腔镜团队成员。1995 年，瑞金医院微创中心成为 ELSA 指定认可的微创外科培训中心。

广医附一院在 1991 年下半年也成立了一个简陋的培训中心，来自全国各地的学员在纸箱里用葡萄等物品，看着电视屏幕练习操作技巧。同时，医院从 1991 年 3 月起就接受外院的医生前来进修并派出刘衍民等医生去国内多个医院（包括数个三甲医院）推广与演示手术，并深入到二三线城市，如江西南昌，湖北的荆州、沙市等地。后来，医院主动联系了广州医疗器械研究所，在 1992 年开发了一些简单的设备让学员进行更好的练习，然后又成功研制了国内最早的腹腔镜模拟训练器。此后，全国到广医附一院进修学习腹腔镜手术技术的医生络绎不绝。1994 年广州市科委与广州市科技进步基金会从国外购买设备和器械，资助广医附一院成立广州腹腔镜手术培训中心（全国最早的腹腔镜正式培训中心之一），建立了腹腔镜虚拟培训系统、动物实验室等；培训学员遍布全国 20 余个省、市、自治区（新疆、甘肃、内蒙古、西藏、海南、贵州、云南、上海、澳门等）。

除了以培训促进 LC 手术在全国的逐步开展，一些重要的全国性会议也起了积极的推动作用，如 1993 年由长海医院组织的全国首届腹腔镜学术研讨会。长海医院在 LC 手术上起步虽然不是最早的一批，但由于仇明、郑成竹等在手术种类拓展上拥有大量成功经验，医院于 1993 年组织了全国首届腹腔镜学术研讨会。这是一次具有重要意义的会议。会议召开之前，长海医院已将微创手术拓展到 8 个种类，包括胃大部切除、十二指肠切除等高难度手术。会议于 1993 年 12 月 14 日—17 日召开，参加会议代表来自全国 26 个省、市、自治区，共 127 人。

这次会议收到来自全国各地医疗机构论文共 200 余篇，会议上发言人数达到 43 人，会议对中国腹腔镜技术近 3 年的发展特点进行了总结：① 边远地区起步较早；② 中等城市、中等医院开展的比例高；③ 军队医院比地方医院开展的比例高；④ 中青年医师掌握腹腔镜技术的比例较高；⑤ 大城市、大医院开展腹腔镜手术的拓展术式多。

会议上宣布，自 1991 年年初首例 LC 手术以来，全国 LC 手术共 8541 例，手术技巧有了很大提高并积累了丰富经验。西南西北地区的手术量巨大，如四川德阳市电视腹腔镜手术治疗中心的曾祥武等医生、西安空军医院彭立勋等均报告了 2000 余例 LC。除了 LC 手术的报道外，仇明在会议上报道了长海医院胃大部切除、小肠肿瘤切除、回肠巨大憩室切除和腹股沟疝修补手术。柯重伟等分别报道了心脏病人和急诊腹腔镜病人的应用情况。北京宣武医院徐大华报道了肾上腺肿瘤行肾上腺切除术 6 例。上海瑞金医院的蒋渝报道了肺纵隔手术 15 例和急腹症手术。北京医科大学附属第一医院的刘国礼、刘桐林等报道了在胸腔手术方面进行的大胆尝试。来自各大医院高难度手术的成功，给与会代表对腹腔镜未来的前景以很大信心。

在这次富有重大意义的会议召开之前，发生了富有戏剧性的一幕：华积德主任的胆囊炎突然发作，当夜在医院做了腹腔镜手术。3天后他就完全康复了，上台主持了大会，现身说法，向与会者展示了微创外科手术后恢复快的特点。

在这段时间，国家卫生部也组织了相关会议。如卫生部医政司内镜外科培训交流中心与《中国实用外科杂志》编委会于1994年12月联合举办了全国腹腔镜外科学术研讨会，会议在北京医科大学举行。会议期间同时举行了卫生部医政司内镜外科培训交流中心开业庆典，刘国礼、黄志强、蒋渝、华积德、张宝善、周孝思、郑泽霖、沈炎明等专家参加了会议。会议重点讨论了 LC 的应用问题，来自昆明、北京、湖南、新疆、西安等地以及武警、海军系统医院的专家、学者报告了总数近 1 万例 LC 手术的经验及有关并发症的预防和处理的体会。在这次会议上，报告完成 LC 手术例数最多的医院达4033 例。

在中国腹腔镜发展以 LC 为主要术式的阶段，其间举办的重要会议还包括1992 年在湖南大庸举办的第三届全国内镜外科学术会、1993 年在昆明举办的第二届全军胆道外科学术会、1994 年 10 月在福州举办的第四届全国内镜外科学术会以及 1994 年 6 月在北京医科大学第一医院举行的首届全国胸腔镜外科学术交流会及技术演示会，会议由北京医科大学第一临床学院和《中华外科杂志》编辑部主办，参加会议代表共 95 名，分别来自 22 个省、市和自治区。

除了大型的学术会议外，一些小型会议和培训班也具有很好的推动作用。如上海长海医院沈炎明领导科室于 1994 年举办了小规模的华东地区腹腔镜短期培训学术会议，目标是培养参加者做手术的技能。科室争取到了一家美国器械商的赞助，请了一名日本专家讲课与做手术演示，其中一个手术是高难度的脾切除。虽然这次会议的参加人员只有十几个，但由于培训的专业性与针对性强，对华东地区几家医院的腹腔镜手术的起步起到了重要帮助作用。

作为腹腔镜与内镜外科学组副组长，沈炎明对 LC 的推广，特别是华东地区 28 家医院的推广起到了非常积极的作用。1996 前后，沈炎明向很多医院的负责人介绍了长海医院当初采用分期付款的方法购买到的设备与器械，这些医院在买到设备与器械后，他还推荐技术熟练的医生去开刀，并以此帮助这些医院的医生学习腹腔镜技术。对于自己的家乡浙江湖州，沈炎明也倾注了大量心血，1995 年以后，湖州的三个县、一个区的腹腔镜手术，几乎全部是在他的积极推动下从无到有发展起来的。

1995 年，经过两年多时间的申请和筹备，中华医学会外科学分会腹腔镜与内镜外科学组最终成立。早在 1992 年，卫生部医政司召开过一次规模比较大的会议，与会者了解到国内开展腹腔镜手术情况越来越多，认为应该有一个学术交流的平台，于是筹建学组之事提上了日程。不过，那几年全国只有少数医院在开展腹腔镜手术，医学界对此种手术也有不同声音；而且那时的中国经济还比较落后，医院经费不足，购买昂贵的进口医疗设备时显得捉襟见肘，造成欧美一些设备器械公司不看好中国市场，几乎没有在中国设办事处或分公司，都是由一些经销商甚至不是正牌的代理商在卖设备，缺乏售后服务。同时，当时中华医学会认为腹腔镜与内镜外科只是一门技术而不是一个学科，不像胃、肠和肝胆那样是一种解剖系统，于是没有立刻批准学组的成立。过了一两年，当腹腔镜手术越来越受到病人的欢迎，商业机构也在积极推动时，中华医学会认识到必须有一个专业性学组来推动和规范腹腔镜手术，于是在外科学分会下成立了学组。

由于当时腹腔镜手术主要以胆囊切除为主，学组成员大都是胆道外科医师。第一任学组组长由刘国礼担任，沈炎明、鲁焕章、郑民华（增补）担任副组长。第二任的组长仍为刘国礼，副组长为郑民华、张宝善、冯玉泉。两任委员分别只有11人和13人。张寰从第三任开始成为学组委员。徐大华从学组筹备到现在一直参与其中，当时他是学组里最年轻的委员。

学组的成立不仅成为中国腹腔镜业界医术交流的平台，还担负培训的重任。学组1996年开始举办全国培训班，全国有各地有很多医生前来参加。培训班每年四期，每期30人，期期爆满，一直办到非典时期的2003年，以后就没有再办（主要原因是很多大医院都已经举办了培训中心，接下来的几年国际各大腹腔镜器械公司纷纷进入中国，也与医院合作办起了条件完善的培训机构，能够有效地承担培训的作用）。

腹腔镜胆囊切除术技术成熟后的腹腔镜术式拓展（1992—1999）

在率先开展LC手术的医院中，由于腹腔镜手术给病人造成的病痛小、恢复快等特点，许多大医院在熟练掌握LC的技术后，很快就开始凭借医生们自身良好的外科手术功底，向妇科、泌尿科、胃肠、胸外科、甲状腺等进行术式拓展。

最开始进行的大多是胆总管的探查术，如成都第二人民医院肝

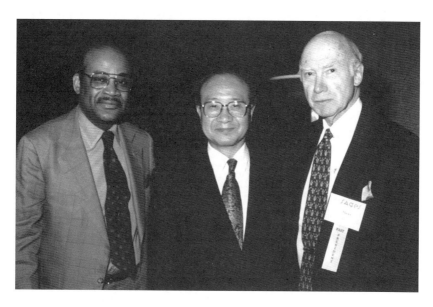

刘国礼教授（中）与国际专家 Mark（右）和 Fort 教授

胆外科主任张诗诚1992年在317例LC手术中有20例疑似胆总管结石病人，他对这些病人进行了胆总管切开及引流术；1994年山东医科大学附属医院的胡三元开展腹腔镜胆总管取石T管引流术（LCDT）。此外，用腹腔镜作阑尾切除的医院也比较多，如德阳市电视腹腔镜治疗中心1992年5月至1995年年底完成腹腔镜阑尾切除518例，临床效果满意。山东医科大学第二附属医院外科的亓玉等医生也从1993年开始进行了多例阑尾切除术。

上海、广州、北京的几家大医院在术式方面的表现比较突出。如瑞金医院，在郑民华带领的腹腔镜小组的帮助下，医院内各手术科室很快陆续开展了腹腔镜微创手术。由于郑民华之前在法国有过将腹腔镜技术应用于妇产科疾病的经验，拓展手术的第一步就是从妇产科开始的，然后逐步扩大病种收治范围，将这一新技术拓展到泌尿外科、胸外科等其他科室。1992年，妇产科的喇端端开展了腹腔镜微创宫外孕探查和卵巢囊肿手术；1992年年底，胸外科杭钧彪在国内较早开展胸腔镜气胸、纵隔肿瘤、自发性血气胸手术。1993年，泌尿外科张祖豹开展腹腔镜微创肾囊肿切除术，并在国内率先将腹腔镜技术应用至肾上腺手术，完成腹腔镜下嗜铬细胞瘤切除术。

1993年，借助于"无国界医生"组织（Medecin sans frontier）赠送的腹腔镜切割吻合器、缝合器等器械，瑞金医院的郑民华完成国内了第一例腹腔镜结直肠癌根治手术，率先将中国的微创外科治疗发范围从良性疾病推进到恶性肿瘤。该名患者术后一直存活至今，打消了当时社会上对微创技术治疗恶性肿瘤不彻底、易复发的疑虑。自完成第一例结直肠手术以来，瑞金医院一直致力于这类手术的规范化与推广。微创中心进行了多项有关"结直肠癌微创治疗"的研究，对结直肠癌腹腔镜微创治疗和常规开腹治疗做了对比性研究并进行随访，最后得出的结论是：与传统开腹手术相比，微创手术具有相同的安全性和根治切除性，同时微创手术具有手术视野清晰、出血少、清扫范围彻底、切口小、疼痛轻、恢复快、并发症少等优点，在辅以放疗、化疗等综合治疗时，能使患者的生存率和生活质量均达到最高点。所进行的科研也表明气腹不会造成肿瘤细胞的播散和切口肿瘤细胞的种植，最终中心提出"腹腔镜结直肠恶性肿瘤手术是安全的"这一观点，作为治疗结直肠恶性肿瘤的标准术式之一在全国推广。

1993 年瑞金医院的小儿外科在郑民华帮助下，完成了国内首例小儿腹腔镜胆囊切除术。同年，普外科借助于"无国界医生"组织赠送的器械和补片等，完成国内首例腹腔镜疝修补术。与传统手术相比，腹腔镜疝修补术具有疼痛轻，恢复正常体力早，复发率低，并发症少，能同时修补斜疝、直疝和股疝等特点，同时又具有切口小、美观等优势，深受患者的欢迎。瑞金的微创中心在开展疝修补新技术的同时，还进行了一系列研究，结果表明：无张力疝修补术的复发率明显低于常规传统手术，瑞金的微创中心腹腔镜疝修补术的复发率很低，达到了与国际知名疝中心相同的水平。1994 年 7 月 8 日，泌尿外科成功地为一位 21 岁的女性做了腹腔镜肾脏切除术，开创了上海市不剖腹摘除病变肾脏的先例；这一年，妇产科的腹腔镜手术术式从单纯附件囊肿剥离发展到腹腔镜辅助阴式子宫切除。

瑞金医院还在其他方面还开创了许多国内第一或在国内属于最早一批的腹腔镜手术术式，包括甲状腺切除术、胃癌根治术、脾切除术、阑尾切除术、泌尿外科手术和各类内镜手术，共计 5 万多例、

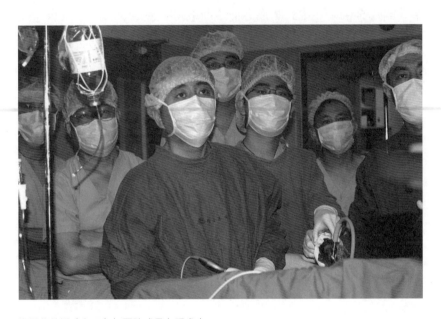

郑民华教授（左三）与团队成员在手术中

40 余种。同时，医院还积极探索如何采用新的科技手段促进腹腔镜技术的传播。1999 年 8 月 17 日，由上海广播电视信息网络有限公司和上海维赛特网络系统有限公司合作研制的高质量远程医疗图像首次在瑞金医院传输成功，郑民华进行的 LC 手术现场被传送到在深圳举办的第三期全国大型医院院长高级研修班上，图像和声音都十分清晰。

当瑞金医院在术式拓展方面不断取得突破时，长海医院也连连获得可喜的成果。在成功完成了 3 例 LC 手术后，沈炎明就和华积德、郑成竹、仇明开始着手准备进行手术种类的拓展。第 4 例腹腔镜手术就是给一个阑尾炎发作的病人进行阑尾切除手术。手术成功了，这给了他们很大信心。随后，他们不断地进行研究与尝试，计划将手术向十二指肠切除、胃部切除、次全子宫切除、手汗症、腹股沟疝修补、小肠肿瘤切除等方面进行扩展。那段时间，仇明经常在下班之后反复练习腹腔镜下缝合打结等基本功，并阅读国外的资料，不断探索腹腔镜胃肠拓展手术的安全性和临床应用的可行性。1993 年 3 月，仇明完成长海医院第一例小肠间质瘤切除手术。1993 年 4 月，美国外科公司和台湾的代理公司请日本的专家过来，在长海医院的动物房开展了两天动物实验，练习在狗身上进行肠、脾脏切除和胃的吻合操作。这次动物实验结束后，同月，仇明等完成了医院首例胃间质瘤切除手术。通过这次手术，仇明清楚地了解了腹腔镜下胃暴露的方式以及穿刺孔的位置；在这之后，仇明还进行了胃穿孔腹腔镜修补术。仇明还阅读过多次 Peter Goh 教授于 1992 年 2 月成功实施世界首例腹腔镜远端胃大部切除的报道，这些都为远端胃大部切除手术做了充分准备。

1993 年 5 月 18 日，仇明完成了长海医院第一例远端胃大部切除（为全国首例）。患者是一位 33 岁的男性，突发十二指肠穿孔，来医院进行急诊。仇明认为这次进行远端胃次全切除手术的时机已成熟。科室的领导和主要骨干医生，包括沈炎明、柯重伟等，都前来一起会诊。仇明和沈炎明向病人介绍了腹腔镜手术的优势，病人早已耳闻长海医院的技术力量强大，于是同意进行腹腔镜手术。手术在全麻下进行，采用仰卧位，于脐下缘插入气腹针并充入二氧化碳气体，腹压为 2kFa。采用 10mm、12mm 套管各两只、前斜 30° 镜连接电视显像系统。仇明和第一助手将各种操作器械经四只套管插入腹腔镜内进行操作。

第一次在腹腔镜下进行这样高难度的手术，在场的所有人都全神贯注，主刀的仇明更是胆大心细。但手术中还是出现了意想不到的情况——直线切割吻合器因使用次数过多而失效（手术中钉仓用了 8 个，但费用并未向病人收取，是强生公司此前提供的赞助器械），仇明只能进行手工缝合。由于缝合时间加长了很多，手术进行了约 6 个小时，于凌晨 1 点多成功结束。手术切除患者远端胃约 70%，出血量约 200 毫升。患者第二天体温恢复正常，3 天后开始进食并下床活动。这次手术让科室几位医生获得了宝贵经验，增添了对拓展腹腔镜手术种类的信心。

对于这一在全国领先的手术，《文汇报》于 6 月 1 日的头版进行了报道，《澳门日报》6 月 3 日也在头版予以报道。仇明在当年和第二年多次应邀出席全国性腹腔镜会议介绍手术经验。首次全国性演示于 1994 年 11 月在天津南开医院召开的一次国际会议上完成。当时，世界上能够做腹腔镜胃大部切除的案例也非常少，仇明

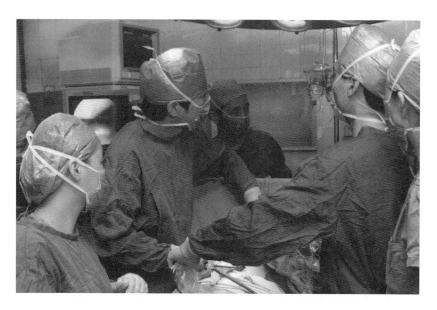

仇明（左二）与团队成员完成国内第一例腹腔镜胃大部切除手术

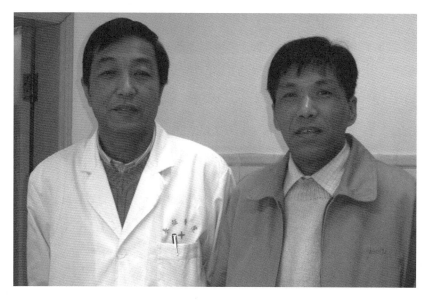

仇明（左一）与国内第一例腹腔镜胃大部切除病人王勇（右一）多年后的合影

于 1994 年和郑成竹、徐大华、刘彦去日本东京参加了第四届世界内镜外科会议，在会议上报道了此例手术。

长海医院从开展 LC 手术以来，就坚持与国外的器械设备厂家积极合作，获取国际上腹腔镜领域的最新信息。例如手汗症的治疗，就是一家美国外科公司在亚洲的代理商介绍给长海医院的。手术的方法是在胸腔和腋下开刀进去，从两侧把交感神经和胸二交感神经切断，以此让患者的手掌停止流汗。当时有一名学工程设计的患者，来找仇明和郑成竹说自己上学到现在，由于手掌一直都黏糊糊的，所画的工程图没有一张是干净清楚的。接受了手术后，手心温度马上升高 0.5 度，流汗的现象立刻停止，患者感觉到非常神奇。

自从 1992 年年初开始进行腹腔镜手术以来，仇明、郑成竹、柯重伟在手术的深度和广度上进行了深入钻研，在国内率先开展了手足多汗症、腰椎间盘突出、单纯性重度肥胖症、糖尿病治疗、先天性 Q-T 时程延长心脏病等胸、腹腔镜手术治疗，大大拓展了腹腔镜技术在临床的应用范围。三人凭"应用微创伤外科技术治疗胃肠道疾病的临床探索研究"于 1998 年荣获军队医疗成果二等奖。

成都军区昆明总医院虽然位于云南，但也拥有着大医院的丰富资源与先进技术，为了能更好地推动腹腔镜手术在西南地区的进步，陈训如和同事们秉持创新精神，逐步将手术种类进行了拓展。1991 年 10 月 21 日，医院完成先天性肝囊肿开窗引流术。1992 年 1 月 11 日，完成腹腔镜术中胆道造影；4 月 14 日完成腹股沟斜疝修补术；7 月 8 日完成胆总管探查术；7 月 10 日进行了阑尾切除术。腹腔镜技术的飞速发展使成都军区昆明总医院肝胆外科在全国、全军的知名度大为提高，1993 年 7 月，军区卫生部批准该科为军区腹腔镜外科研

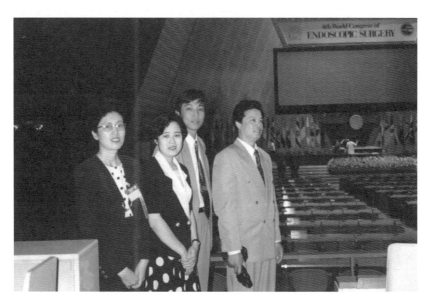

仇明（右二）、徐大华（右一）等在第四届世界内镜外科会议上

究中心（1998年12月又成立了军区肝胆外科中心）。

在国内LC最早的发源地，广医附一院由刘衍民带领的腹腔镜小组，每年都在术式拓展上不断取得成果。1992年完成首例腹腔镜阑尾切除，1994年完成首例疝修补手术、首例硬性胆道镜手术、首例胸外科手术，1996年完成首例针型腹腔镜手术，1999年完成首例肝手术（良性肿瘤切除术）、首例大肠手术。医院引入、改良、规范和创立了多种手术和术式，先后获得广州省市和国家教委的科技进步奖。1994年，医院由广州市科委命名并获得资助，成立了国内首批由政府资助的腹腔镜手术培训中心。

暨南大学附属第一医院（暨广州华侨医院）自1992年年初完成首例由本医院医生操作的LC手术后，陆续进行了大量的术式拓展。从1992年至1999年，开展的胆道首例手术包括术中胆管造影术、胆总管切开取石T管引流术、胆道蛔虫取出术等；同一时期开展的肝脏首例手术包括1995年5月24日完成的肝活检术，同年9月26日完成的肝边缘肿瘤切除术，1996年5月24日完成的肝囊肿开窗术，同年10月16日完成的肝脓肿引流术，1997年5月20日完成的肝转移癌电凝固化术。1995年开展的腹腔镜胃手术包括7月25日完成的胃贯通刀刺伤修补术，8月11日完成的胃十二指肠溃疡穿孔修补术，11月1日完成的胃迷走神经干切断术，5月18日完成的胃空肠吻合术，9月20日完成的胃大部切除术等。

1996年—1999年，暨南大学附属第一医院还开展了大量腹腔镜辅助结直肠手术，包括1996年3月5日的结肠腺瘤局部肠段切除术，同年6月17日完成的横结肠癌切除术，1997年5月20日完成的直乙结肠癌前切除术等。另外，医院还完成了大量泌尿外科、妇科、胸外科的腹腔镜手术。从 1997 年开始，医院在全国推广了一系列手术，包括：胆总管探查手术、疝修补手术、胃大部切除术、结直肠癌、胃癌手术、肝切除、脾切除、胰腺切除手术、甲状腺手术，肥胖与代谢病手术（胃旁路术 / 袖状胃切除术）等。医院还在吉林、贵阳、潮州、梅州、顺德、郑州、洛阳、内蒙古临河建立了技术协作中心。

对于暨南大学附属第一医院在腹腔镜方面所取得的卓越成就，值得一提的是暨南大学微创外科研究所所长王存川教授。王存川从 1995 年开始接触腹腔镜手术，很快进行了深入研究，并对这门技术感到十分着迷。在他的眼里，腹腔镜等于是将医生的眼睛带进身体内，细长的手术器械等于是延长了医生的手指，切割吻合器等代替了部分手的功能，超声刀等仪器代替部分止血钳与结扎功能。不过，他也意识到，那个时候腹腔镜的设备还远远不够理想，比如单晶片腹腔镜的视野模糊，单极电刀、钛夹、器械缺乏等，而且手术也会出现一些并发症。但他知道技术将会不断进步，而且更重要的是，微创外科这一技术是符合 21 世纪外科医学的发展方向的——即当人体器官出现问题时，要尽量用微小创伤的方法治疗。为了保证手术的质量，他对各类并发症进行了总结，包括腹腔镜手术切口并发症（感染、裂开、血肿、疝、疤痕）、呼吸道并发症（感染、肺不张）、急性胃扩张、呃逆、尿路并发症（感染、排尿困难）、下肢深静脉血栓等。对于所有的手术，他都制定了一条最根本的原则，那就是：手术效果第一、微创目的第二，绝不能盲目地将更适合于开腹的手术来做微创。

在每台手术之前，王存川都会进行一系列的仔细考虑，包括是采取完全腹腔镜手术、小切口腹腔镜辅助手术，还是手辅助腹腔镜手术，穿刺口位置、个数、大小该如何选择，切割工具将如何选择。对于腹腔镜的各项技术，王存川更是下功夫研究与掌握，他深知，熟练的缝合技术不仅为病人节省大量费用，还可以提高腔镜手术质量、扩大腔镜手术适应症、可降低中转开腹比例、减少腔镜手术并发症、减少体内异物存留。对于8字缝合、单针缝合、连续缝合，他很早就掌握得非常娴熟，并对医院里的其他医生进行言传身教。

浙江邵逸夫医院堪称腹腔镜手术领域的后起之秀。1996年，该院的王跃东完成首例腹腔镜脾切除术，同年完成腹腔镜迷走神经切断术治疗十二指肠溃疡，并于1997年在美国医生的指导下，完成食管裂孔疝修补术。1998年，时任医院外科副主任的蔡秀军进行了该院首例腹腔镜肝切除，当时他与广西医科大学附属医院的卢榜裕、301医院的刘荣在腹腔镜肝切除方面属于全国领先水平，他们三人经常在全国性的腹腔镜会议上向同行医生介绍自己的手术经验。蔡秀军于1999年首次发表相关文章。

武汉协和医院于1994年成立协和医院腹腔镜外科治疗研究中心（简称"腹腔镜外科"），第一任中心主任是协和医院副院长周汉新教授（1994年—1996年），1996年周汉新主任调离医院，由副院长王国斌教授任腹腔镜外科中心主任（1996年—2010年）。中心设置编制床位20张，开放床位30张，涵盖普通外科、妇科、泌尿外科、胸外科医生等8名，临床科室级别与大外科相同，属于临床二级学科，主要业务是运用腹腔镜技术、内镜技术来解决临床传统的开腹手术。当时开展的业务有腹腔镜胆囊切除术、腹腔镜阑尾切除术、腹腔镜下卵巢囊肿切除术、腹腔镜下附件切除术、腹腔镜下全

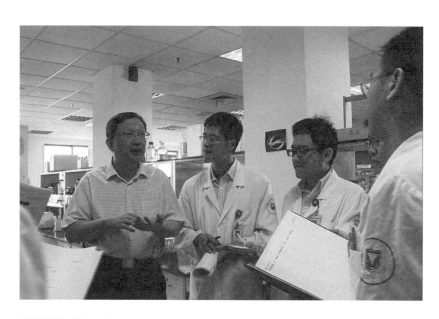

蔡秀军教授（左一）

宫切除术、腹腔镜下肾囊肿去顶术等手术方式。

随着各个亚专科逐步开展的腹腔镜外科手术的日益增多，妇科、泌尿外科、胸外科腹腔镜手术基本在各专科完成，医生们也各自回到各专科继续从事腹腔镜外科手术。1997 年后，协和医院腹腔镜外科缩编为与普外科同级别的专科，隶属于大外科系统。1999 年 9 月，在上海长海医院郑成竹教授的支持与指导下，与小儿外科一起，联合开展了当时为湖北省第一例、在全国属于最早一批的腹腔镜辅助下小儿先天性巨结肠根治性手术，目前已完成此种手术近 500 例；同年 11 月完成湖北省内第一例腹腔镜下腹会阴联合直肠癌切除术（LAPR）；2000 年开展了协和医院第一例腹腔镜胆囊切除胆总管探查术（LCBDE）。

1997 年，在香港玛丽医院当胸外科医生的霍文逊（为霍英东之子）进行了胸腔镜食管癌手术，并致力于在香港和内地进行胸腔镜食管癌手术的推动（霍文逊后来去了香港的仁德医疗中心）。

在中国腹腔镜由 LC 向多个领域进行术式拓展的这一过程中（1992 年—1999 年），各大医院培训班和学组的培训班、各年度的重要会议、手术设备与器械的进步都对腹腔镜技术向精深的方向发展也起到了重要推动作用。

1995 年，瑞金医院的腹腔镜技术在上海乃至全国有了知名度和影响力，于是医院成立了"瑞金医院微创外科临床暨科研培训中心"，中心当时的位置就在医院 9 号楼的 13 层。医院购买了很多设备，每年都开办多期学习班。同年，由于在腹腔镜手术方面取得了诸多创新成果，郑民华被评为第三届上海市十大杰出青年。那一年，上海市卫生局还主动和瑞金医院联系，组织医生去日本开展中

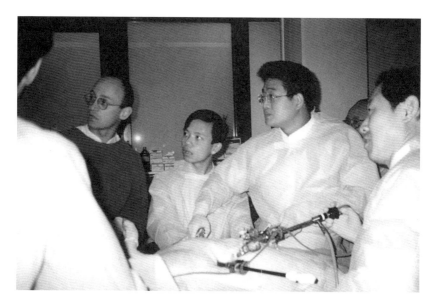

王存川教授（左三）于技术演示中

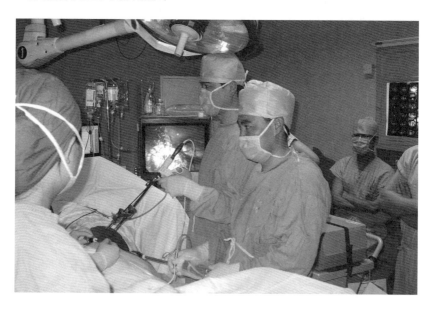

301 医院刘荣教授（右三）于手术中

日腹腔镜交流学习班，这是瑞金医院的腹腔镜手术第一次到国外交流。1996 年，郑民华、蒋渝去日本代表微创中心参加第二届大阪日中内视镜外科手术演示会。接下来几年，瑞金医院在微创方面和日本同行进行了多次双向交流。

在会议方面，1993 年以后的会议大都以腹腔镜的术式拓展为主要交流内容。1994 年 12 月 2 日到 3 日，瑞金医院主办了腹腔镜手术国际研讨会。1994 年 12 月 5 日到 10 日，北京医科大学举行了由卫生部医政司内镜外科培训交流中心与《中国实用外科》编委会联合举办的全国腹腔镜外科学术研讨会。会议上除了介绍 LC 手术在中国的发展成果外，还展示了各大医院在术式拓展方面的进步。其中，上海瑞金医院报告了经腹腔镜肾切除及肾上腺切除术和结直肠手术的经验，上海长海医院报告了胃大部切除的体会，即在技术方面强调先吻合后断胃，不仅可以节省价格昂贵的钉合器，在吻合时也便于牵引，北医大一院胸外科报告了胸腔镜手术的应用与技术改进。从这次研讨会上看，当时我国开展腹腔镜的范围已涉及肠胃手术、疝修补、泌尿外科与胸科手术共约 50 余种。

1995 年 4 月 3 日，瑞金医院外科举办海峡两岸腹腔镜外科学术交流会，150 多名外科和腹腔镜手术专家出席。会上，第二医科大学副校长代表学校聘请亚洲内镜和腹腔镜外科医师协会主席吴敏毅为客座教授。

1995 年，长海医院又举办了全国第二届腹腔镜学术研讨（此次会议上宣布了成立中华医学会外科学分会腹腔镜与内镜外科学组这一重要决定）。这次会议的规模很大，全国各地来了 500 多人。沈炎明希望这次会议能再次起到积极作用，推动腹腔镜在全国的进

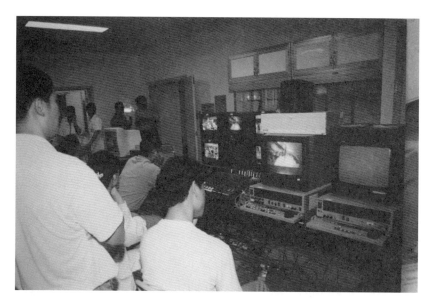

1997 年瑞金医院腹腔镜手术卫星转播

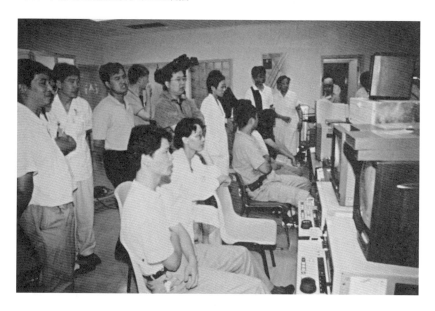

1997 年瑞金医院腹腔镜手术卫星转播

一步发展。他全面指挥会议的组织工作，包括论文的筛选和演讲者的挑选，邀请刘国礼当大会主席，并联系了 LC 手术某些步骤上达到精深水平的邵逸夫医院，请王跃东在演示胆囊切除时进行总胆管造影术。王跃东还向与会代表介绍，邵逸夫医院所有 LC 都会让病人在术中做胆囊管的胆道造影，这个检查在初期开展的时候非常有意义。报告引起了国内很多同行的关注。

1995 年 6 月 23 日，第二届亚太地区内镜外科会议在香港召开。出席会议的正式代表 532 名，主要来自亚洲和太平洋地区，其中中国参加代表有 85 名（包括台湾代表 27 名），也有一些代表来自欧洲国家。大会还特别邀请了德国、美国、澳大利亚的一些杰出的内镜专家在大会上做专题讲座和各种手术演示，包括 K·Semm、W·Meyers、R·Fitzgibbons、L·Nathanson 等专家医生。手术在香港中文大学威尔斯亲王医院进行并做电视现场直播，全体代表在香港会议展览中心观看电视投影，图像十分清晰。这次大会安排专题讲座和大会发言论文 38 篇，分组发言论文 166 篇，板展交流 109 篇。

1996 年—1999 年间，全国陆续举办了一系列腹腔镜的学术会议，包括 1996 年 1 月《中国内镜杂志》在北京主办的全国内镜新进展学术会议；1996 年在甘肃省人民医院召开的甘肃省首届腔镜外科新技术演示研讨会等。甘肃省第二届腔镜外科新技术演示研讨会于 1997 年在兰州医学院第一附属医院举办，第三届于 1999 年在酒泉地区医院举办。从 1999 年以后，该会议每年举行一次，2016 年 6 月由兰州大学第二医院普外临床医学中心主办了第 20 届。

1997 年 9 月，由德中医学交流协会主办的第十二届德中医学交流会议在德国汉堡举办，刘国礼、王存川等作为中国代表参加了会

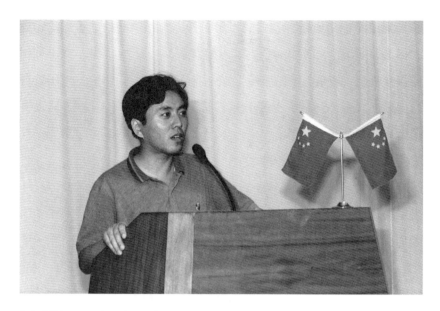

郑民华教授 1993 年于腹腔镜会议上

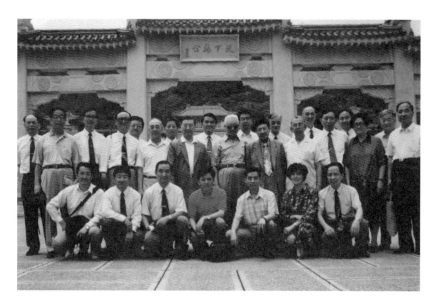

郑民华教授（前排右四）1995 年参加在台北举行的第 7 届世界泌尿内镜外科会议及两岸腹腔镜会议

议。王存川在会上做了题为《腹腔镜胆总管探查手术》的报告。

1998 年，长海医院在瑞金医院的协助下，举办了亚太内镜外科年会。这次规模更加盛大，办成了一个当时在国内很少见的医学国际会议。会议由长海医院的泌尿外科、胸外科、普外科和妇科 4 个科室共同举办。参会者共有 800 多人，会议在上海世博会议大酒店召开。ELSA 协会国外注册会员来了 100 多人，国内外专家到场 30 多人。这次会议，让中国的腹腔镜技术进入了世界医学人士的视野。

1998 年 8 月，《腹腔镜外科杂志》在浙江湖州主办了第一届全国腹腔镜外科高级技术研讨会。这次会议邀请了国内普外科、妇产科专家进行多学科腔镜技术交流讨论和培训工作，还进行了腹腔镜胆囊切除术和腹腔镜子宫肌瘤切除术手术演示，对腹腔镜技术在普外科、妇产科、泌尿外科的普及和发展起到了较大推动作用。

1998 年 10 月 4 日—7 日，为庆祝北京医科大学人民医院建院80 周年，北京医科大学人民医院普通外科和妇科与加拿大加卫医疗器械公司联合举办了普通外科与妇科腹腔镜手术培训班，数名国内外知名专家进行了讲课与手术演示。

1999 年 6 月 1 日—3 日，《腹腔镜外科杂志》与陕西省汉中市人民医院主办了全国第二届腹腔镜高级技术培训班暨研讨会，会议在汉中市人民医院召开，来自全国 18 个省市、92 所医院的 140 余名代表和特邀专家、教授参加了这次会议。在会议上，专家与教授们介绍了国内外腹腔镜的发展，就如何拓展腹腔镜术式的范围和质量进行了报告，并进行了腹腔镜手术操作教学。同年 6 月 12 日，湖南医科大学湘雅医院在湖南主办了超声刀临床应用研讨会，对超声刀过去两年多在中国的应用进行了交流与总结。

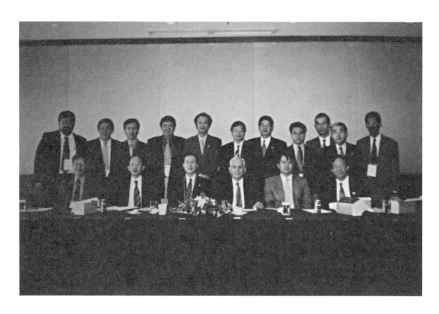

1998 年 11 月 ELSA 理事会合影

在 1992 年到 1999 年这段时间内，国外厂商一些新设备与新器械的出现，也使得中国腹腔镜手术的水平不断取得进步。1992 年美国外科公司（Auto Suture 品牌）在全球首推的腔镜用切割吻合器（Endoscopic Stapler），该器械可以很好地控制当时手术中比较常见的出血问题。1995 年前后出现的缝合打结器，极大地加快了手术中的缝合速度。1996 年开始进入中国的强生公司的超声刀，使得手术中的很多操作更容易实现，并让腹腔镜手术成为看不到血的"白手术"，其优点包括手术精细、止血效果好、周围组织损伤小、体内存留异物减少等。超声刀大力促进了腹腔镜手术向胃肠手术方面的发展，并为之后进入恶性肿瘤手术领域奠定了重要基础。

1998 年，KARL STORZ 公司在德国杜塞尔多夫国际医疗器械及设备展览会上首次发布 KARL STORZ OR1。20 世纪 80 年代末期开始直到 21 世纪初期，KARL STORZ 公司将先进的医疗技术及设备逐步引入中国，在中国腹腔镜技术萌芽及初步发展的关键时期担任了重要角色。当时的主要影像设备经历了从单晶片系统（Telecam）到三晶片系统（Tricam）再到数字化摄像系统（IMAGE1）的发展过程。

在 2000 年以前，中国开展腹腔镜手术的医院使用的基本是国外的进口设备与器械，国产设备与器械处于不断探索的阶段。在此期间，广医附一院、瑞金医院、长海医院等大医院与当地的医疗器械研究所或医疗器械厂联合进行了一些小规模的产品开发。

在长海医院，大量的手术实践让郑成竹获得了宝贵经验，这让他得以在腹腔镜器械国产化的 863 项目中贡献了一份力量。腹腔镜在中国开展的头几年，很多医院不愿意开拓这项手术，不仅是因为保守，也是因为进口器械昂贵。经过一年多的发展，LC 手术受到国内越来越多医生和病人的重视。于是，卫生部决定开始国产手术器械的开发工作。1993 年上半年，曾经于 1985 年成功制造出我国第一台腹腔镜的上海手术器械六厂，承担起开发任务。他们和长海医院取得了联系，最后挑选了郑成竹担任临床组负责人。

在开发工作开始之前，郑成竹基于自己的手术经验和深入研究，从技术和操作使用的角度向设计人员对每件仪器都做了详细解释，并提出了一些关键问题比如穿刺器是为腹腔镜手术器械进入人体提供通道的，如何才能让它容易插进人体里、器械进入操作时不漏气（手术时注入人体的二氧化碳）、器械拔出来时也不漏气。又比如如何让抓钳具有牢靠的咬合功能，从而不会让夹住的组织滑脱。

刚开始时，上海手术器械六厂制造出来的产品与进口产品存在较大差距，郑成竹一次次提出自己的看法，并给出一些非常实用的建议。比如穿刺器，医生们试用时感觉在内窥镜等器械穿进去时很涩；他一眼就看出这因为穿刺器的内壁直径和器械的外壁直径一样，而穿进去的器械长度都要超过 10 厘米，自然会感觉很紧，试用起来很不顺手。郑成竹建议设计人员将穿刺器的内壁直径适当放宽一点，然后前段配上橡皮帽，后端增加一个包边，这样就既不涩也不会漏气。最初制造出来的抓钳精度不够，很不好用。郑成竹就告诉设计人员，需要让钳子产生一个弧度，这样就能先扣前面的，再压紧，就不会产生滑脱现象。那时候，器械六厂每做一样器械，要先拿给郑成竹看，反复修改，如此进行了一年多，最后做出来全套合格的器械。

1994 年，上海手术器械六厂和生产纤维胃镜的上海医疗光学仪器厂以及上海长海医院，一起到北京申报 863 项目并获得通过。这

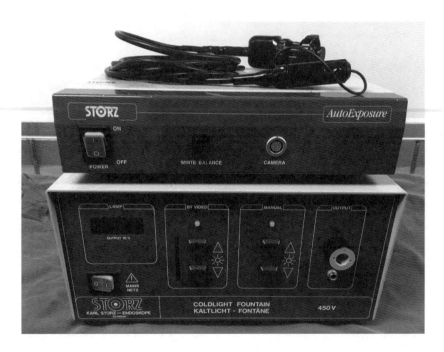

KARL STORZ 公司 1992 年设备

是中国的第一套国产的腹腔镜器械，1995 年开始投入临床使用，价格比进口同类产品便宜很多。

1994 年，广医附一院与广州光学研究所、广州自动化研究所合作，开发出国产气腹机。1995 年针对国内使用的腔镜均为进口的情况，经广东省科委批准，成立广东省内窥镜外科研究开发中心，为国产腔镜器械的开发做出重要贡献。

从 1992 年年初至 1999 年年底的术式拓展过程中，出现了一批勤于钻研技术的医生，他们撰写了许多颇具价值的科研论文和著作，也对中国腹腔镜的发展起到了推动作用。这方面的论文和著作数量较多，其中具有代表性的论文和著作包括：郑民华编撰出版的书籍，包括由人民军医出版社出版的《微创外科临床新技术》、上海三联书店出版的《外科内镜技术图谱》、世界图书出版社出版的《外科学》等。

1993 年，黄志强开始编写《现代腹腔镜外科学》，1994 年由人民军医出版社出版。书中引述了国内多家已经开展腹腔镜技术医院的经验，包括电视腹腔镜外科手术的设备与使用规程、腹腔镜胆囊切除术、腹腔镜胆道外科等章节。

1993 年，《中国现代医学杂志》在 4 月刊上发表了成都第二人民医院的张诗诚、杜渊等撰写的《腹腔镜胆总管探查术 51 例报告》，该报告描述了医院施行的 1200 余例 LC 手术中发现胆总管扩张的 51 例病人，在施行 LC 同时，进行胆总管切开直接取石或纤维胆道镜探查取石以及行 T 型管引流或一期缝合胆总管，取得了良好的手术效果。

空军乌鲁木齐医院外一科的朱炳光与黄玉新在《人民军医》

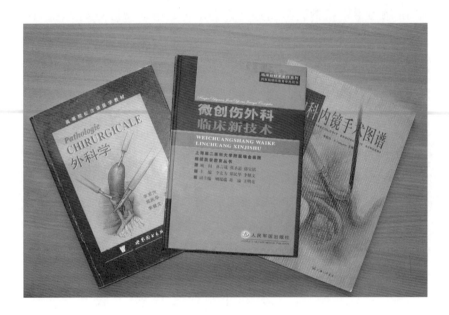

郑民华早期编写的外科医学书籍

1995 年第 7 期上发表《腹腔镜胆囊切除术 2000 例手术体会》一文；四川省德阳市电视腹腔镜手术治疗中心曾祥武、唐向东等在《中国实用外科杂志》1995 年 12 月刊上发表了《腹腔镜直肠癌切除术 31 例报告》。

王存川、陈俊威等在《中国内镜杂志》1997 年第 5 期上发表了《腹腔镜胃肠道手术 30 例探讨》。几位作者指出，在这 30 例手中，有 15 例为胃十二指肠溃疡穿孔修补术、右半结肠切除术 2 例、横结肠癌根治术 2 例、乙状结肠癌根治术 2 例、肠粘连松解术 3 例等。30 例均获成功，无中转开腹，手术时间平均 82 分钟。根据对病人手术后的观察可以得出：腹腔镜胃肠道手术损伤小、恢复快、胃肠干扰小、术后病人的疼痛减轻。

上海长海医院的沈炎明在《中国实用外科杂志》1998 年第 5 期上发表《腹腔镜技术在腹部外科应用的现状及展望》一文，介绍了医院在 LC 手术、三维立体腹腔镜、输卵管开窗、胆囊造口等方面的经验与探索。

成都军区昆明总医院肝胆外科的王跃力在《西南国防医药》1999 年第 5 期上发表了《腹腔镜技术对肿瘤生长、转移的影响》一文，对腹腔镜技术在肿瘤的诊治方面一些值得注意的问题进行了探讨。文章就腹腔镜技术对肿瘤转移的影响及预防措施等做了综述，并着重论述了腹腔镜外科治疗后肿瘤细胞生长活性的改变、戳孔处肿瘤种植与转移、肿瘤细胞血行播散等。

1999 年 1 月，由科学文献出版社出版了上海长海医院刘彦撰写的《实用妇科腹腔镜手术学》。该书属于中国最早全面介绍妇科手术性腹腔镜的书籍之一。全书共 18 章，详细介绍了腹腔镜手术的基

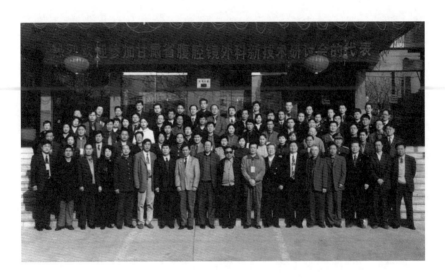

郑民华（前排左八）、仇明（前排左六）、李徐生（前排右一）等在甘肃合影

本操作技巧、输卵管、卵巢、子宫、阑尾等盆腔脏器的各种腹腔镜手术方法以及腹腔镜手术在妇科恶性肿瘤中的治疗作用；该书最后部分还分别叙述了妇科腹腔镜手术的并发症和如何在我国目前情况下进行分级腹腔镜手术培训工作。同年，河北科技出版社出版了由河北省人民医院院长兼外科主任曹月敏主编的《腹腔镜外科学》一书，该书资料详实，实用性高。

　　"微创"一直是外科学追求的境界，直到 20 世纪 80 年代末期才变成了现实。1991 年年初，中国施行了首例腹腔镜胆囊切除术，随后广州、昆明、上海等地几家医院大胆进行了探索，标志着现代微创外科在中国的兴起。腹腔镜应用于胆囊切除的手术成熟之后，接踵而来的就是胃肠、肝脏脾脏、胸腔镜外科、甲状腺外科等复杂领域。在新天地里，微创手术大显威力，在接下来的十年里进入了外科医学的主流。

2000

第二部分

中国腹腔镜外科的高速发展期

（2000—2010）

2010

随着跨入 2000 年钟声敲响，世界各地的人们在喜悦中迎来千禧年、迎接新世纪的到来。新世纪伊始，万象更新，中国微创外科正式步入快速发展时期。如果说自 1991 年 2 月开始的 10 年是起步期，那么进入新世纪的头一个 10 年则开启了飞跃期。

经历 10 年的发展，微创外科在中国已从"星星之火"发展到"燎原之势"。其中标志性事件之一，是 2009 年 11 月亚太腹腔镜与内镜外科大会（第九届）首次在中国举办，会议上郑民华当选为亚太腹腔镜与内镜外科医师协会（ELSA）新一届主席。这标志着中国腹腔镜外科在亚洲乃至世界已然崛起。而这一切，得益于中国广大的微创外科医生和专家们以创新精神不断地探索，得益于全球微创技术与器械的快速进步，也得益于中华医学会外科学分会腹腔镜与内镜外科学组的大力推广，让微创技术在各个外科专业中得到了广泛和深入的应用。

学组第一次全国性会议的引领作用

2000 年 9 月 7 日—8 日，全国首届腹腔镜与内镜外科新技术与新手术演示研讨会在酒钢医院召开，这是由中华医学会腹腔镜内镜外科学组主办的第一次全国性会议。之所以选在位于嘉峪关的酒钢医院举办这次会议，其中一个重要原因是酒钢医院自 1996 年开始引入腹腔镜技术以来，在副院长何晓乐的带领下，短短几年取得的快速进步引起了中国医学界的关注，郑民华和仇明都前来医院进行过交流并开展了手术；而且医院还在 1999 年 11 月上旬主持召开了一次甘肃省高水平的微创外科技术研讨会。与此同时，经过 4 年筹备的甘肃省医学会普通外科专业委员会腹腔镜外科学组也在 2000 年正式成立，在全国属于较早成立的省级学组，由甘肃省人民医院的李徐生担任组长。1999 年郑民华和仇明也来到兰州、酒泉的医院进行过交流和手术演示，经过综合考虑，学组决定将首届全国性会议放在酒钢医院举办。

出席这次会议的代表来自全国各地，约 200 多人，许多著名的腹腔镜专家都参加了这次会议，包括学组组长刘国礼、副组长郑民华和学组秘书徐大华以及仇明、王存川、李徐生等人。刘国礼代表学组在会上宣布，经过 10 年的发展腹腔镜外科有了显著发展，主要表现在：① 1991 年全国仅有 10 多所医院进行腹腔镜手术，如今地区级医院已基本普及，县级医院也正普遍开展 LC 手术；②腹腔镜外科的手术种类在增多。据 1998 年 222 所医院统计资料，普通外科已开展 LC、肝部分切除术、脾切除术、脾囊肿开窗术、急性胰腺炎引流术、胃大部切除术、胃良性肿瘤切除术、结肠切除术、疝修补术和肾上腺切除术等多种手术以及疑难病、急腹症和外伤病人的诊断和治疗。妇科、胸外科和泌尿科也做了多种手术。③LC手术的水平在提高。LC是当时我国最常做的腹腔镜手术，占全部腹腔镜手术的95%，平均手术成功率达97.7%，并发症总发生率为0.7%，胆管的平均损伤率0.19%，平均病死率0.02%。各项指标均好于美国，已达国际领先水平。④我国腹腔镜外科已形成一些中心和基地，已有一支骨干力量，他们一方面探讨新的手术，一方面担当培训工作，成为我国腹腔镜外科健康发展的先行者。

会议上，大家也认识到中国腹腔镜外科的发展与发达国家相比仍存在差距。比如，欧美的腹腔镜外科手术几乎对外科各个领域都进行了探索与应用，开展的手术病种很广泛，参与的医师众多。而中国开展腹腔镜手术的医院虽然很多，但各医院仍由少数外科医师操作，其他外科医师对腹腔镜了解不多；大量中小医院尚未开展较复杂的腹腔镜手术，仍然以LC手术为主。一些大医院普通外科专业分工较细，有的专业尚未开展腹腔镜外科手术，腹腔镜发展反而落后于先行的中小医院。此外，欧美腹腔镜外科医师的培训已形成常规，而中国尚无统一规定和要求。

这次会议在全面总结了过去10年中国微创外科的成就后，还指明了未来发展方向——21世纪将是高科技大力进入外科手术的时代，腹腔镜外科的发展为外科手术与高科技（电子传输系统－高速宽带网的发展）进一步结合开辟了道路，腹腔镜外科手术将更多地取代传统外科手术；并且，用微小创伤的方法修复人体患疾病器官，是21世纪外科的发展方向，而腹腔镜手术是典型代表。过去的事实已

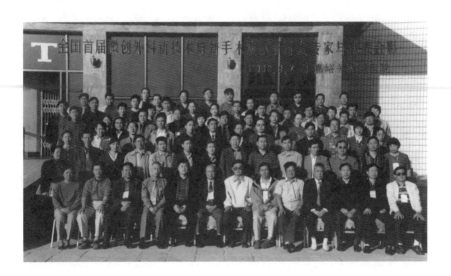

全国首届腹腔镜与内镜外科新技术与新手术演示研讨会代表合影

经证明，腹腔镜手术能在保证手术最佳效果的前提下，最大限度减少手术对人体的创伤程度。这次会议上众多专家的发言与手术演示，让与会人员深受鼓舞并增添信心，对腹腔镜的前景充满憧憬。这次在嘉峪关召开的会议被誉为中国微创外科发展的"西柏坡会议"，会议的成功召开为全国微创外科开启了一个新起点。

这次会议后，中国一些外科手术加快了微创化的进程，其中进步较快的是胃肠外科。各种培训班、手术演示会和全国微创胃肠外科学术交流会议，让胃肠的腹腔镜手术从大城市、大型教学医院正式向边远地区和中小医院推进。从 1993 年到 2000 年，中国的腹腔镜胃肠手术处于起步阶段，手术从良性病变及功能性疾病的微创手术向恶性肿瘤方向转变，切除范围从局部切除向规则性切除术过渡，但总体开展尚未普及。1996 年超声刀进入中国是胃肠微创手术取得突破性进展的原因之一。而且事实证明，经过正规培训，没有腔镜胆囊切除经验的胃肠专科医生，经过 25~50 例的学习实践后，基本都能掌握腹腔镜胃肠手术技术。器械的进步、观念与环境的改变，都为胃肠外科微创化提供了助力——这也是在接下来的几年里，上海瑞金医院等医院率先将胃肠外科作为微创中心重点发展领域的原因之一。

腹腔镜手术在华夏大地顺利推进

这次会议上还宣布从 2000 年起，学组将与一些开展微创外科手术比较领先的医院合作，每两年举办一次外科新手术和新技术演示研讨会，隔年举办一次全国性学术交流会。在接下来的三四年时间里，全国很多医院更加重视微创外科，掀起了学习热潮，并陆续成立了各自的微创中心；微创外科培训班和研讨会如雨后春笋般展开，一批又一批医生立下志愿，要将腹腔镜技术更广泛更深入地推广出去，为更多的病人造福，为中国的医学发展史增添光辉的一页。

21 世纪的第一年，从北到南的各地医院取得了许多令人振奋的成绩。地处中国西北部的甘肃省，虽然经济发展相对落后，但是几家大医院在腹腔镜方面均取得了令人赞叹的成果，包括兰州大学第二附属医院、甘肃省人民医院等。兰大二院起步比较晚，2000 年 11 月李徐生调入该院担任副院长，他带着过去 8 年在省人民医院积累的腹腔镜技术，力推腹腔镜手术。医院于 2001 年 4 月成立腹腔镜外科中心，由李徐生担任主任。

兰大二院于 1998 年购买了德国 Wolf 公司的设备，于当年和次年都请了郑民华和仇明等人来医院做 LC 手术；到了 2001 年，又请了郑民华和仇明来做胃和结直肠肿瘤的腹腔镜手术。认真向先行者学习，是甘肃地区腹腔镜手术进展良好的重要原因，这也包括酒泉地区医院微创中心。2000 年 11 月 15 日，在山东医科大学附属一院腔镜中心主任邢春教授的指导下，该院成功完成了胸腔镜肺部肿瘤肺叶切除、食管癌根治、胸膜剥脱等 3 例手术。

在华中地区，湖南省人民医院于 2000 年 9 月 22 日在长沙主办 2000 年湖南国际腹腔镜会议，专题讲座为《超声刀在腹腔镜手术的应用、手术演示腹腔镜低位直肠前切除术（Dixon 术）》；2000 年—2003 年，武汉协和医院腹腔镜外科临床工作进入迅速发展期，尽管手术种类较少，基本以 LC 为主，但那时一年腹腔镜手术量达

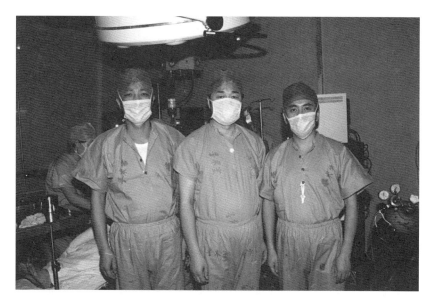

郑民华（右一）、仇明（左一）在甘肃手术后合影

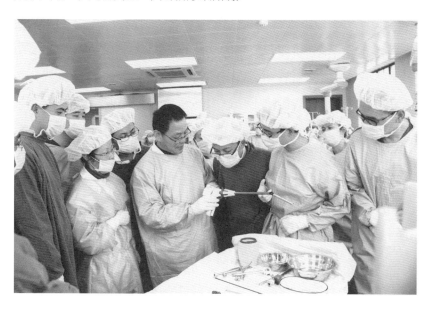

孙跃明教授（左五）在江苏省人民医院

到接近 1000 台，胆管损伤低于 0.1%，中转开腹率低于 1%，取得了良好的临床疗效和社会效益。2001 年 10 月，武汉协和医院主办了 2001 年武汉国际腹腔镜外科学术会议。

在华东地区，江苏省人民医院（南京医科大学第一附属医院）于 2000 年在东华门饭店召开了医院组织的第二届腹腔镜研讨会，郑民华和仇明都参加了会议。1999 年第一届会议的成功，让普外科主任赵翰林及孙跃明等拓宽了眼界，领悟到在外科手术中不能只"低头拉车"，还要"抬头看路"。两次会议的与会代表主要是省内各医院的医生，但会议得到学组的高度重视，第一届会议刘国礼、郑民华等人都来参加，郑民华还进行了腹腔镜大肠切除手术演示，仇明进行了腹腔镜胃大部切除手术演示。

江苏省人民医院在 LC 手术上虽然起步较晚，但是自 1996 年以后，加大了对腹腔镜手术的重视。1998 年医院在急诊楼五楼靠西的区域开辟了时称"急五西"的病区，设 13 张床位，在赵翰林的领导下，以孙跃明等为主要手术医生，重点对肝胆胰病人进行腹腔镜手术。从 1999 年开始至 2002 年，进行了普外科各病种的腹腔镜手术的探索，主要领域为大肠和胃切除。

在华南地区，暨南大学医学院第一附属医院（即广州华侨医院）的王存川及其团队在 2000 年完成了多项本院和全国性突破，包括 3 月 21 日完成的医院首例腹腔镜直肠全系膜切除低位保肛术，4 月 18 日进行的全国首例腹腔镜胃癌切除术，7 月 24 日完成的本院第一例腹腔镜胃楔形切除术，11 月 29 日完成的本院第一例腹腔镜垂直捆扎胃间隔术，12 月 11 日完成的全国首例腹腔镜胆总管十二指肠侧吻合术，12 月 5 日完成的全国首例腹腔镜胰头局部部分切除

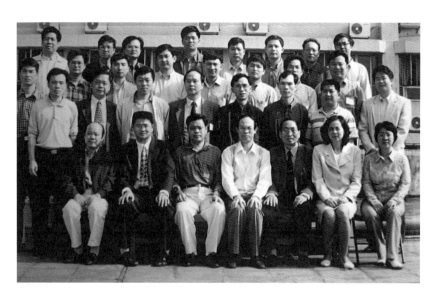

暨南大学医学院第一附属医院首届学习班

术，12 月 28 日完成的全国首例腹腔镜肝左外叶切除治肝内胆管结石等。

由于王存川率领的团队短短几年就取得了令人瞩目的成绩，2000 年 4 月，医院举办了首届腹腔镜手术操作学习班。学习班受到了广东、广西壮族自治区、福建、湖南等地和自治区一些医生的欢迎，如湖南省肿瘤医院一次派出了 3 名医生前来学习；这次学习班最远的学员来自哈尔滨第五人民医院和甘肃天水 84802 部队医院。

在毗邻广州的佛山，2000 年举办了该市第一次全国腹腔镜学术会议。会议上佛山市第一人民医院妇产科主任李光仪及其团队为 400 多名代表演示了腹腔镜下宫颈癌根治手术，尽管当时很多医生认为这一手术不符合妇科肿瘤的治疗原则，但手术的成功说明腹腔镜用于宫颈癌根治手术完全是可行的。李光仪于 1994 年开始进行妇科腹腔镜手术治疗，1998 年在国内率先开展腹腔镜下广泛性子宫切除 + 盆腔淋巴结清扫术治疗子宫恶性肿瘤，其科研项目"腹腔镜手术治疗妇科恶性肿瘤的临床研究"获佛山市科技进步二等奖。

在广西壮族自治区人民医院，2000 年 7 月黄顺荣教授开展了广西第一例腹腔镜直肠癌根治术，并相继开展腹腔镜结肠癌根治术；2000 年 8 月开展广西壮族自治区第一例腹腔镜胃大部切除术；2001 年在全国开展首例腹腔镜胃底贲门癌切除术和广西壮族自治区第一例腹腔镜胃癌根治术、腹腔镜全胃切除术。此后，黄顺荣又率先在全自治区开展腹腔镜腹腔肿瘤切除术、肠梗阻手术、腹股沟疝修补术、阑尾切除术、肠道憩室切除术、胃肠道息肉切除术；2002 年 1 月完成全国首例同时进行腹腔镜直肠癌切除术及转移性肝癌切除术；2003 年开展了腹腔镜胰十二指肠切除术。

2001 年 3 月，广西医科大学附属第一医院主办了"南宁腹腔镜外科手术演示会"。专题讲座为腹腔镜胃手术、腹腔镜手术减肥术、腹腔镜疝修补术；手术表演为腹腔镜胃癌根治、脾切除、疝修补术。2001 年 9 月，广西壮族自治区人民医院主办了 2001 年全国腔镜下消化道重建手术研讨会，专题讲座为腹腔镜肝脾胰部分切除术；手术表演为 TAPP、TEP、肾切除等。

在华北地区，学组于 2001 年 8 月 30 日—9 月 2 日在北京举办了"中华医学会第七届全国腹腔镜—内镜外科学术交流会"暨"2001 北京国际腹腔镜—内镜外科进展报告会"。在这次会议上，学组决定于 2002 年 5 月在重庆大坪医院召开全国第二届腹腔镜与内镜外科新技术与新手术演示研讨会，并在上海举办中华医学会第八届腹腔镜—内镜外科学术研讨会。

在齐鲁大地，现任山东大学齐鲁医院副院长胡三元是中国最早从事腹腔镜专业的专家之一，他还同时担任中华医学会外科学分会委员兼腹腔镜与内镜外科学组副组长。早在 1991 年，胡三元就开始进行腹腔镜手术的动物实验和临床应用研究，并于 1992 年 4 月 6 日正式完成腹腔镜胆囊切除术，这是山东省首例 LC 手术。之后，胡三元又在国内率先开展了腹腔镜胆总管切开取石 T 形管引流术、腹腔镜阑尾切除术和腹腔镜疝修补术、腹腔镜小儿脾切除术、后腹膜腔镜泌尿外科手术和腹腔镜结直肠癌根治术。

除了在腹腔镜手术方面深入钻研外，胡三元还做了大量的培训工作。1998 年成立的"全国腹腔镜医师培训中心"在短短数年就培训了来自全国各地的腔镜专业医生 300 多名；2007 年培训中心通过卫生部的严格考核，被评为"卫生部内镜医师诊疗技术培训基地"，

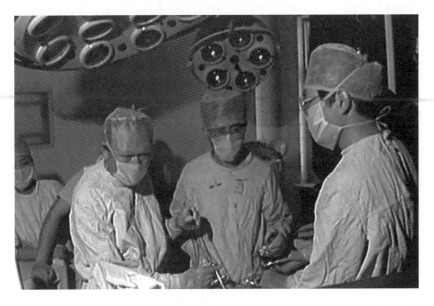

1992 年 4 月 6 日在寿楠海教授（左一）带领下，牛军（右二）、胡三元（右一）完成首
例 LC

成为当时山东省唯一经卫生部认可的普外科内镜培训基地。医院还于 2003 年创办了"腹腔镜外科杂志网站"（1996 年创办了学组指定腹腔镜外科专业刊物《腹腔镜外科杂志》），为全国腔镜专业医务人员提供了学术交流平台。胡三元本人曾被省内数十家医院、省外百余家医院和多次全国腹腔镜学术会议邀请，进行手术表演和专题讲座。由于对山东省的腹腔镜医学事业发展做出的贡献，胡三元于 2005 年获得山东省卫生系统杰出学术带头人、中青年重点科技人才等荣誉称号。

在中原地区，2002 年 10 月，河南省医学会微创外科学分会成立，河南省人民医院微创外科主任王旺河担任第一届委员会主任委员，并主持召开了河南省首次微创外科学术会议。这次会议是河南微创外科发展史中的里程碑，奠定了河南微创外科稳步发展的基石；"微创普外、微创妇科、微创胸外"三架马车并驾齐驱，创建了特有的河南模式。同年，王旺河还担任了中华医学会外科分会腹腔镜内镜外科学组河南省联络员，该联络员的身份让他和国内微创知名专家建立起紧密联系，能第一时间掌握国内微创外科的最前沿信息；然后，他再把这些信息及时传递给河南微创外科的同行，使同道医生能紧跟国内微创外科新形势，掌握新动向，对河南微创外科的发展起到了非常重要的作用。

在各地微创会议不断进行之际，各大医院的微创中心也相继成立。2001 年 6 月，广医附一院微创外科中心搬进新大楼，新大楼位于横跨珠江的海印桥桥南，是当时国内规模最大、设备最齐全、技术最先进的微创外科中心之一。中心面向全国培训腹腔镜专业人才，被誉为中国微创外科的黄埔军校。中心将理论学习与临床实践有机结合，并提供富有特色的模拟学习：包括腹腔镜基本技术模拟、电子腹腔镜训练、腹腔镜下动物标本训练、动物活体实验等。医院在 2001 年完成首例腹腔镜脾切除术、硬性胆道镜临床应用，同年主办了"腔内泌尿外科最新进展学习班"及"粤港第二届微创外科会议"。2002 年进行了微型腹腔镜手术系统床应用。其后，中心于 2004 年 6 月与北京大学医学院合作成立"北京大学泌尿外科医师培训学院腔镜培训中心"；2006 年 7 月与中山大学附属一院、二院、三院以及南方大学珠江医院泌尿外科联合成立"中华医学会华南泌尿外科微创技术培训中心"。广医附一院于 2007 年 11 月首批取得卫生部内镜诊疗技术培训基地资格。

2000 年，瑞金医院把地处上海徐家汇路的市政医院合并过来，建设瑞金医院分部，并给微创中心分配了一层楼作为外科病区。2001 年 10 月，上海市政府提出要将上海建设成亚洲一流的医疗中心城市，规划成立 31 个临床医学中心，市政府将对每个中心投入 2000 万元，第一批 13 个中心由各大医院选送，采取公平竞争的方式评选出最终结果。作为一家历史悠久的著名医院，瑞金医院有许多专业在全国都享有盛名，如内分泌及代谢临床医学中心和血液学临床医学中心（后来被分别入选上海市第二和第三批临床医学中心行列），而微创外科中心才成立了 5 年多。但是医院领导层深知微创外科将引领世界外科领域革命性的变化，于是将第一批"打擂台"的机会给了郑民华领导的团队。经过一番"比武"，医院的微创中心最后获得"上海市微创外科临床医学中心"的命名。

2001 年 10 月，中国工程院主办了《微创外科新概念》学术研讨会。这次会议由解放军总医院（301 医院）承办，工程院院士、中国肝胆外科的创始人黄志强教授和创伤医学专家王正国院士任大会主席。参加此次会议的主要人员，都是中国外科学界和前沿学科相关领域造诣颇深的专家。该次会议结束后，301 医院于 2002 年成立了微创中心。中心包含肝胆、外肠、妇科、胸科和泌尿 5 个专业。

新疆维吾尔自治区开展腹腔镜技术时间，要早于国内多数省市，许多不了解中国腹腔镜早期发展史的人都对此颇感诧异。那时开展的医院主要是新疆维吾尔自治区人民医院，引发人民医院开展 LC 的契机，是医院几位医生 1992 年初去香港参加会议时，听到了有关腹腔镜的学术报道。这几位医生回来后立即向医院领导进行了汇报，得到了医院的重视。同年 3 月，普外二科就组织了克里木等医生去曲靖二院学习，然后又把荀院长请过来完成医院第一例 LC。

2002 年，在克里木的领导下，人民医院专门成立了微创外科。到 2003 年时，医院考虑到微创的发展前景巨大，派遣克里木和他的老师王忠波到上海瑞金医院培训学习。在郑民华等医生手把手的帮助下，克里木和王忠波掌握了大量实践知识。回来以后，克里木就带领普外科医生在医院全面开展腹腔镜技术。微创外科刚建立时，大部分具有中级职称的医生都不愿意去。因为当时微创外科只做胆囊切除手术，而如果外科大夫只做一种手术，没有什么发展前途。不过，LC 手术很快受到大量病人的欢迎；后来，随着微创手术的发展，越来越多的病人选择了微创手术，主动要求去微创外科的医生才多了起来。

由于地域和经济结构的特殊性，腹腔镜手术在新疆受到了患者的特别青睐，也造福了众多患者。新疆农牧区面积辽阔，病人希望手术后能早点恢复体力，早些出院。克里木是一个毫无保留的医生。

他讲学的足迹遍布天山南北的乡村牧区，遍布全国各地乃至中亚一些国家。新疆维吾尔自治区的饮食习惯导致胆囊结石患者较多，为了让更多县市的医院掌握 LC 技术，人民医院定期举办学习班；微创外科成立之后，每三个月开办一次学习班。医院后来又成立了微创培训中心，不仅新疆的医生，周围省市甚至中亚国家的一些医生都前来参加培训。

在各大医院建立微创外科中心的同时，一些省市的微创外科分会也相继成立。2001 年，出于学科建立和行业管理的需要，广东省医学会成立了微创外科学分会，是全国最早成立的省级分会之一。谭敏任第一届主任委员。学会成立了三个学组：内镜学组、泌尿外科学组和胸科学组。每年都召开会议，每次会议规模都比较大，分普外、泌尿和胸科三个会场，每年均有数百人参加会议。

同年，在祖国的西南，四川省医学会腹腔镜外科学组成立，该学组于 8 月 11 日—12 日在成都召开学组成立暨腹腔镜外科结直肠肿瘤规范化手术标准研讨会。著名外科学专家冉瑞图、肖路加和郑民华出席了会议。四川大学华西医院周总光当选为组长，川北医学院彭祥玉、成都市第三人民医院杨枫等人当选为副组长。在此次会议上，周总光应用多媒体手术数码录像介绍了腹腔镜结直肠癌切除、全直肠系膜切除术（TME）、低位／超低位吻合的手术经验，他还结合国内外文献，提出了腹腔镜结直肠手术规范化原则的初步设想。随后，陕西、新疆维吾尔自治区、云南等省区和自治区相继成立省一级的微创外科学分会。

2002 年 5 月，学组在重庆大坪医院主办了全国第二届腹腔镜与内镜外科新技术与新手术演示研讨会，来自全国与会代表达 300 多人。专题讲座为腹腔镜胃结肠手术，手术演示为 TAPP（复发疝）、全结肠切除并盆腔功能性悬吊术。

2004 年 12 月 1 日—4 日第九届腹腔镜与内镜外科会议于上海举行，此次会议由中华医学会外科学分会腹腔镜与内镜外科学组主办、瑞金医院微创中心承办、《腹腔镜外科杂志》《外科理论与实践杂志》协办。与会代表近 600 人。本次会议当时为我国腹腔镜与内镜外科历史上规模最大、参加人数最多的会议。大会分主题演讲、手术演示直播、SAGES 专家团专题演讲、卫星会议、腹腔镜基本技术操练等几部分进行。

大会主题演讲由世界内镜外科医师联盟主席 Jacques Perissat 教授做了题为"腹腔镜与内镜外科的发展前景"的报告，指明了腹腔镜内镜的发展方向。黄志强院士的报告为"微创外科时代的外科医师培养"。会议讨论热点集中在腹腔镜下肝部分切除术、十二指肠切除术、直肠癌根治术、甲状腺手术等，充分体现了我国腹腔镜技术水平的不断提高。手术演示直播由李家骅在香港执刀，视频信号传至上海会场，郑民华、郭宝贤进行现场主持。演示内容为全直肠系膜切除术，历时约 70 分钟，术中出血少，视野清晰，保证了直肠系膜未破损。本届会议还首次颁布了《腹腔镜手术麻醉常规》《气腹建立和第一套管置入常规》《腹腔镜胆囊切除术常规》《腔镜甲状腺手术常规》《腹腔镜阑尾切除术常规》《腹腔镜腹股沟疝修补术常规》和《诊断性腹腔镜术常规》等 7 项腹腔镜诊疗规范指南。这些指南均有助于提高中国腹腔镜手术的质量和效果，最大限度减少腹腔镜手术的并发症。

腹腔镜技术在多个领域开花结果

学组在酒钢医院召开的首届演示研讨会结束后，全国各地腹腔镜学术研讨会和培训班得到了蓬勃开展，掌握微创技术的外科医生越来越多，水平也在加速提高。很多医生认识到，微创本身不是一门专科，而是一门外科的思维方式与哲学；随着手术量的增加，他们发现微创手术与开放式手术出现交叉，一些普外科的做开放式手术的医生也开始采用微创方式。于是，在一些大型综合医院，微创外科的负责人纷纷根据自己和科室人员的特长，开始确定各自微创手术的主攻方向。

在胃肠肿瘤外科的应用

从 1998 开始，郑民华就敏锐地看到瑞金医院微创外科临床暨科研培训中心进入到一个新的瓶颈期。此时很多手术的技术已成熟、设备已齐全、病人评价也不错，他自己也发表了数篇有分量的文章、做了一些科研课题。可是他感到在手术上的突破越来越难。1999 年，郑民华做出了令很多人感到吃惊的选择：前往华西医科大学花 9 个月的时间攻读循证医学。

郑民华当时认识到，随着腹腔镜外科的发展，各种新手术层出不穷，微创手术不可能像内科新的诊断或治疗方法一样，先进行 RCT（randomized controlled trial，随机对照试验）临床研究，然后再在临床应用。腹腔镜手术往往先施行新的手术，取得经验后再选择病例进行腹腔镜与开腹手术的 RCT 研究或非随机的同期临床对照试验，并对许多研究进行系统评价及卫生经济学的评价，以确定能否取代传统开腹手术，成为金标准手术。对于自己要去学习循证医学的决定，郑民华认为非常有必要。

"那时候感觉自己已经成了一个'开刀匠'，手术技巧有了，可很难再向纵深突破。每过五六年，我就会进入一个平台期，这逼迫我再次寻找机遇和方向。微创手术的创新，需要在循证医学的方法下，基于大量病例进行临床总结，循证医学要求外科医生善于查证和独立评估原始文献，给病人提供最佳的手术和治疗方案。比如要进行一个慢性胰腺炎的创新治疗，就先要查阅大量临床研究，总结前人的经验，什么情况下采用手术，什么情况下又采用内科治疗方式？"

2000 年，郑民华学成归来。2001 年，中心荣获"上海市微创外科临床医学中心"命名，中心在瑞金医院徐家汇分部（即原上海市政医院）的规模扩大到 2 个楼面，并对原有的手术室和病房进行了扩建翻新，病床增加到 76 张，同时升级了诊疗硬件。在此基础上，中心将微创治疗的范畴从腹腔镜手术延伸为腹腔镜手术、内镜治疗（包括胃肠镜、ERCP、胆道镜等）相结合的综合治疗技术，以切实给患者带去微创治疗的创伤小、恢复快的优势。中心还建设了微创手术观摩室与微创继续教育中心，具备数字化网络通信、智能化视频传输记录系统，实现了同步医疗手术交流和远程医疗手术交流。

郑民华抓住这一机遇开展了更大规模的肿瘤微创治疗，特别

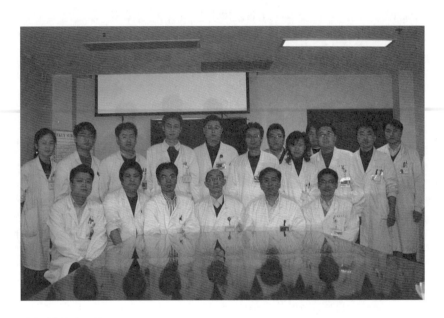

瑞金微创中心照片

是胃肠肿瘤的微创手术。9 个月循证医学的学习，让他认识到微创手术大有发展天地，比如以前认为只有早期胃癌才能进行微创手术，而在询证医学理论的指导下，他认识到进展期胃癌病人也能做微创手术；而中国不仅胃癌病人多，且诊断时处于进展期的比例大。同时，他还更深刻地认识到，胃肠外科的微创手术是中国医学界赶超世界一流水平的好机遇，因为病例多就意味着实践机会多，此时无论是欧美还是日本医学界，都还没有进行深入的探索。

虽然荣获了"上海市微创外科临床医学中心"的命名，但是中心的发展也并非一蹴而就，医生和护理人员都经历了种种困难。后来担任微创中心副主任的王明亮回忆道：

"2001 年年底，我们搬到市政医院，那时从硬件来说是一个很好的发展机遇，但是软件上却遇到过不小的麻烦。由于我们是整体搬迁，除去我们医务人员自己感情上与总院难以割舍外，最大的烦恼便是来自于病人和业内人士的不理解。当时市政医院在上海名气不是很响，要打消病人顾虑，让他们乐意跟你去分部接受开刀，要做思想工作，每次门诊总要和病人再三解释。刚过去的时候，手术室条件还达不到要求，病人先在总院看门诊，然后到分部住院，再回总院手术。还有，那时病房没有电脑，所有手术记录靠每个医生开好刀后马上补写。当时也没有实习医生，只能靠一些来我们科学习、轮转的医生帮忙。在那段时间里，我们经常要面对各种压力。那时开刀常常感觉如履薄冰，就怕病人有一点什么不好。"

不过，在郑民华和团队医生的努力下，中心完成了平稳过渡。在接下来的几年时间里，微创中心逐步开拓了多个重点领域，包括疝修补、甲状腺、胰腺等，建立起一个强大的微创外科体系。中心于 2002 年开始开展腹腔镜胃手术，腹腔镜胃癌根治术占 2/3 以上，其余的为胃间质瘤切除术。中心探索了各种腹腔镜胃癌根治术的消化道重建技术：管状胃成形、BI 式三角吻合、Roux-en-Y 胃空肠吻合技术、Ovil 吻合技术等。在 2000 年之前，中心的微创手术年总数量最多不超过 800 台；获得命名后，基于对技术的深入探索以及科学的管理，中心的发展非常迅猛。中心秉持平均住院天数为 6 天、平均费用不高于开腹手术这两条硬指标，并对各类手术进行精细化设计，在上海以及全国获得了卓越的声誉。到 2008 年时，中心手术年总数量已达 2500 台，其中肠癌 200 多例，胃癌约 100 例，均处于全国最前列的水平。

从 1993 年以来，瑞金医院微创中心还一直致力于腹腔镜结直肠手术的规范化与推广，至 2010 年时，手术类型已经覆盖普外科所有结直肠传统手术类型。中心同时进行多项有关结直肠癌微创治疗的科研研究，证明腹腔镜手术与传统手术具有相同的安全性和根治切除性、气腹不会造成肿瘤细胞的播散和切口肿瘤细胞的种植，最终提出腹腔镜结直肠癌手术是一种安全的根治手术，作为治疗结直肠恶性肿瘤的标准术式之一在全国推广。2005 年，美国 COST 试验提示腹腔镜结肠癌手术与开腹手术具有相同的远期疗效，这为腹腔镜技术在结肠癌外科领域中巩固了地位。

由于瑞金微创中心在结直肠手术上不断进行更多探索，郑民华及其团队赢得了诸多奖项和荣誉。2003 年，郑民华以"腹腔镜结直

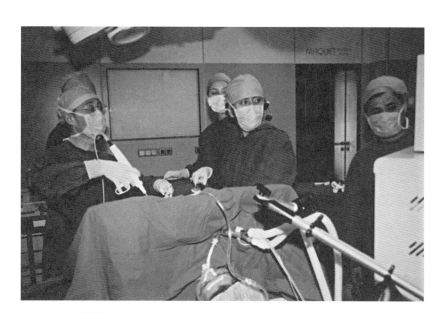

2001年瑞金医院微创手术首场卫星手术转播

肠癌手术的基础与临床研究"获得上海市政府颁发的科学技术进步奖二等奖。2005 年 11 月，郑民华当选中华医学会腹腔镜内镜外科学组组长。2006 年，郑民华被《中华胃肠外科杂志》等杂志聘为编辑委员会编辑委员。2007 年，由郑民华主持完成的《腹腔镜结直肠癌手术临床推广应用》课题组获得全国高校科学技术奖科技进步（推广类）一等奖。2007 年，郑民华被《中华消化外科杂志》《中华胃肠外科杂志》等聘为编委会常务委员，被《中华疝和腹壁外科杂志（电子版）》聘为第一届编辑委员会名誉总编辑。

2008 年，中心完成的《结直肠肿瘤微创手术的技术规范与临床应用》项目获得上海市科技进步一等奖，及上海市医学会的上海医学科技奖一等奖。该课题的目标是提高结直肠肿瘤手术中癌切除的安全性与根治性，郑民华及其团队建立了腹腔镜下直肠癌切除的定位标志、术中进路、超低位保肛、盆腔内自主神经丛保护、复发再手术等关键技术，并在符合传统手术的肿瘤根治原则（即整块切除、无瘤技术、足够切缘、完整淋巴清扫）的前提下，实现了腹腔镜组与开腹组在根治性与安全性指标方面无显著差异，腹腔镜组术后肺部感染、肠梗阻等并发症显著少于开腹组的指标。2009 年，郑民华当选为亚太腹腔镜与内镜外科医师协会（ELSA）主席。2010 年，由郑民华、陆爱国、冯波、马君俊、宗雅萍、王明亮、李健文和胡伟国完成的《腹腔镜结直肠癌手术关键技术的推广应用》获得上海医学科技成果推广奖。同年，郑民华当选 2010 年度"上海市优秀学科带头人"。

广东省人民医院也将胃肠作为微创手术的重点领域，虽然起步较晚（医院在 2002 年时曾进行过几例尝试性手术），但是进步迅

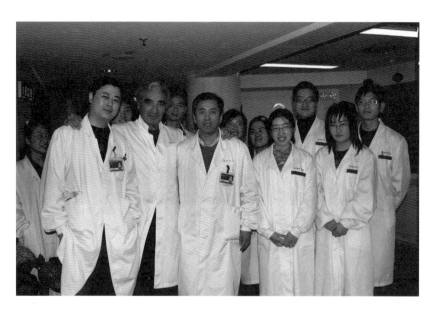

瑞金微创中心国际交流

速。此时医学界对腹腔镜治疗恶性肿瘤质疑的声音减少了很多，而且欧美和国内的大医院都完成了临床研究，这都有利于手术的开展。2006 年，胃肠外科主任林峰完成了第一例直肠癌根治手术，手术只用了两个小时；当年医院直肠癌患者进行微创手术的比例即达到 70% 以上，符合手术条件的比例达 100%。之所以能在如此短的时间内取得这样的成绩，是因为科室进行了创新，将微创手术流程化、标准化和程序化。通过小团队的方式培养一定数量的高度熟练的手术助手，然后再将这些助手分配给主刀医生——由于助手们对手术步骤了然于心，可以在必要时提醒术者注意重要脏器的解剖部位，以避免损伤，帮助医生提高手术速度和安全性。通过这种方式，整个科室成员很快都能做微创手术了，而不像当时很多医院是某个医生或某个组在做。

虽然进展迅速，但是科室仍将手术的安全性放在第一位，要求所有人都必须严格遵守手术的规范化操作，要在完成多例动物实验后才能进行手术，并积极组织人员到国内外手术成熟的医院去观摩学习。对于新开始做手术的医生，全部采取"放手不放眼"的方式——即由技术熟练的医生站在手术台旁边密切观察，并随时准备进行手术修补或其他处理。那时，科室里的医生都感觉到，有了腹腔镜技术，对解剖间隙的理解更加深刻，可以使手术做到无血化、精细化和艺术化，手术过程中可以根据需要调整视野范围、显示患者腹腔内的细微结构；年轻医生的感受则更深——而这也为医院的直肠癌微创手术率在 2015 年时达到 90%、胃癌微创手术率达到 50% 打下了良好基础。

由于用腹腔镜进行胃肠手术有着开放式手术难以比拟的优势，

明显减小了对病人造成的创伤，2002 年前后全国已有多家医院陆续开展腹腔镜胃肠项目，但是要熟练掌握技术，还须经过严格训练。就在大家进行不断探索、经历了很多困惑的时候，从 2002 年年初才开始学习腹腔镜的南方医科大学（原第一军医大）南方医院的李国新，开始思考一个问题：腹腔镜将手术中的三维视野变成了二维视野，它对医生的解剖学、外科学要求极高，传统的解剖学已经不能满足腹腔镜外科技术了；如何才能给学习这门技术的医生提供适用于二维的解剖学理论？如何才能对解剖学进行创新性应用？

从此，李国新开始钻研解剖学在微创手术中的应用。2002 年 11 月 16 日，李国新完成了第一例腹腔镜胃底间质瘤切除术，手术持续了 8 个小时，可以说做得很艰难。但是，当李国新对解剖学在腹腔镜手术应用有了一定研究后，手术时间就开始大幅缩短。从 2003 年起，李国新师从南方医科大学的中国著名解剖学理论专家钟世镇院士，潜心研究专业知识。2004 年 4 月 24 日，南方医院解剖教研室联合南方医科大学人体解剖学科，成立了中国第一个研究微创外科形态学的学术机构——微创外科解剖研究所，由钟院士担任名誉所长，李国新担任常务副所长。研究所系统观察和总结了胃肠肿瘤腹腔镜下手术的解剖学特点，完善了腹腔镜独特视角下的微创胃肠外科解剖学理论体系，对腹腔镜手术入路的合理选择、解剖层面和手术场景的呈现、操作方法和注意要点等提出了一套全新理论并加以推广。

2004 年起，医院每年举办国家级继续教育项目"腹腔镜胃肠肿瘤手术规范化学习班"，形成了基于精细的镜下解剖和密切的团队配合的培训特色，累计已培训全国各地学员 2000 余人。全国各省市、及港澳台地区的数百家著名医院先后派各类学员 2500 余人次前来医院普外科进修培训或短期学习。更重要的是，由于在手术中依托了解剖学原理，医院的腹腔镜手术进展迅速，在其后的 8 年时间里开展的新手术多达 50 余项。对于解剖学在腹腔镜中的应用，李国新如是说：

> "以大量解剖学的研究作为基础，我可以规划手术的每一步，预测下一步会发生什么，手术就能做得非常流畅。腹腔镜将临床手术变成了基于解剖的临场艺术。这种方法还可以进行手术创新，大大提高效率。2004 年 7 月我完成第一例胃癌手术时，主要依靠的是我对手术过程的想象和结直肠开腹手术良好的功底，结果手术时间长达近 9 个小时。于是我停了半年多时间，研究如何利用胃癌手术中应用解剖学原理来加快速度。2005 年初我做第二例时，只用了 3 个小时。当我做到十几例的时候，最快的一例只用了不到两个小时。"

随后，李国新于 2009 年牵头成立中国南方腹腔镜结直肠外科研究组（SCLASS group）和中国腹腔镜胃癌外科研究组（CLASS group）并担任学术主席，在全国范围内开展微创外科高级别循证医学研究，其系统研究成果为解决胃肠肿瘤外科争议的热点问题提供了高级别循证依据。

华西医院的周总光，从 1999 年前后开始将消化道肿瘤作为医院微创外科治疗的重点领域。在直肠癌中，低位直肠癌约占 70%~75 %，直肠全系膜切除（TME）是根治术中必须遵循的原则，而腹腔镜技术的应用为直肠全系膜切除提供了更好的方法。自 2000 年起，周总

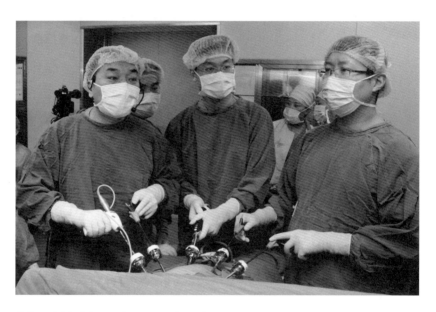

南方医科大学南方医院李国新教授（左一）

光率领华西医院胃肠外科团队开展低位直肠癌的微创外科治疗，解决了长期禁锢低位直肠癌疗效的 TME 相关基础问题，界定了 TME 术式的区域切除范围，使手术疗效显著提高，手术创伤显著降低。手术输血量从以前的每台手术 300ml~900ml 不等，到 80% 患者都无须输血，达国际领先水平。英国皇家医学会结直肠外科主席 R.J. Heald 教授曾实地考察华西结直肠医院外科及消化外科研究室，对周总光及其团队的结直肠癌腹腔镜手术给出很高的评价：这是全世界最优秀的微创外科工作团队之一。

中山大学附属第一医院、广州华侨医院、佛山市第一人民医院、武汉汉口铁路医院、江苏省人民医院、河南省人民医院、解放军301 医院等医院也在 2000 年前后开展了结直肠手术，并发表了相关文章。佛山市第一人民医院的苏树英、甄作均等在《中国微创外科杂志》2002 年 2 月刊上发表《腹腔镜辅助下结直肠肿瘤手术的临床应用》一文，对医院 1999 年 7 月至 2000 年 11 月应用腹腔镜技术治疗结直肠肿瘤 28 例手术进行了探讨。池畔、林惠铭、陈大良在《中华普通外科杂志》 2002 年 02 期发表《经腹腔镜行全直肠系膜切除的可行性研究》一文；2004 年池畔、林惠铭又在厦门举办的第九届全国大肠肛门病学术会议上发表《腹腔镜结肠癌根治术学习曲线探讨》一文。江苏省人民医院的孙跃明、吴文溪、赵翰林、傅赞等在《中国实用外科杂志》2004 年 7 月刊上发表《应用腹腔镜行低位直肠癌根治术 27 例报告》一文。该文探讨了腹腔镜全直肠系膜切除治疗低位直肠癌的临床应用价值，回顾分析了 2000 年到 2003 年 27 例腹腔镜低位直肠癌手术，其中 Dixon 术式 18 例，Miles 手术 9 例。至2008 年年底，江苏省人民医院成功开展腔镜结直肠癌根治术 400 余例，腔镜胃癌根治术 100 余例。

2000 年 9 月，池畔和他的团队做了第一例腹腔镜直肠癌手术。直肠位置深入盆腔，解剖关系复杂，手术不易彻底，术后复发率高，这都加大了腹腔镜直肠癌手术的难度。腹腔镜的放大作用在直肠癌手术中具有其独特优势，有利于寻找解剖层面以及保护直肠系膜周围的神经。为了学会吃透这项"变革性技术"，池畔甚至带着一名助手在纸箱上捅 5 个洞反复模拟。池畔并不是中国第一批开展腹腔镜手术的医生，也没有系统地学习过腹腔镜技术，当时规范的培训、书籍资料都很少，他主要是靠观摩其他医生做手术，并依靠自己良好的开放式手术基础。池畔于 1993 年到 1994 年在上海瑞金医院进修一年，2000 年开始开展腹腔镜手术时，他又去香港基督教联合医院去学习了一个月，回到医院后，带着助手开始进行手术。

"2000 年时，腹腔镜大肠癌根治手术还发展得特别慢，除了腹腔镜技术是'新事物'这一因素外，手术仪器也成为掣肘因素。当时腹腔镜监视器的屏幕较小，而且屏幕上还经常出现雪花；甚至有时超声刀的止血功能也不合格。2000 年 9 月到 2001 年 9 月，我们一年时间才做了 12 例腹腔镜大肠癌根治手术。"

新事物总会带来风险。池畔和团队成员以前做开放式手术时，都是严格按照无瘤技术。但由于当时的种种限制因素，他们并不清楚腹腔镜和无瘤的关系，池畔和团队所做的第一例腹腔镜手术没有按照开放手术的流程进行，病人在手术一个月后病情就复发了。有

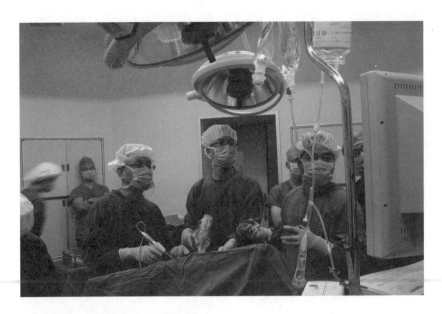

江苏省人民医院腹腔镜团队成员在手术中

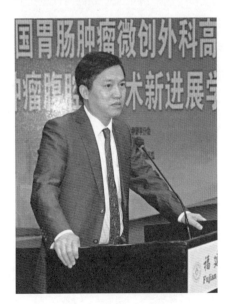

福建医科大学附属协和医院池畔教授

了这次事故之后，池畔和团队后来所有的腹腔镜手术都按照开放手术的流程来操作：腔内要冲洗，尽端要结扎。

在不断的摸索中，池畔和团队有两项在国际上首创的技术——腹腔镜经盆腔入路括约肌间超低位直肠前切除术，以及腹腔镜经盆腔入路肛提肌外腹会阴联合直肠前切除术。经盆腔的 ISR 手术须在盆腔完成括约肌间分离，直肠闭合切端及吻合，手术难度大，但经过临床实验，其与开腹组的差异无统计学意义。

在我国西南地区，第三军医大学西南医院普外科主任余佩武从 2000 年前后开展腹腔镜胃肠手术，在国内腹腔镜胃癌手术方面堪称开拓者和引领者。到 2004 年年初，西南医院普外科成立了以余佩武为核心的国内首批腹腔镜胃癌手术攻关小组。余佩武所在的普通外科经过几年的发展，成为国家重点学科、国家卫生部首批内镜诊疗技术培训基地、全军普通外科中心。

当时，人们普遍认为腹腔镜做胃癌特别难，可行性很低；因为胃癌的解剖结构比结直肠癌要复杂得多，这导致腹腔镜胃癌手术的难度要大很多。虽然日本胃癌学会在 2004 年颁布的《胃癌治疗指南》中，将腹腔镜手术作为早期胃癌的标准治疗术式之一，但是他们的手术主要针对早期胃癌患者，而中国的患者主要是进展期胃癌。中国是胃癌高发国家，但是由于人们的健康意识较差，90% 的患者等到发现时已是进展期胃癌。受胃癌淋巴结转移途径多、解剖层面多、胃周血管多以及腹腔镜下消化道重建难度大等诸多因素的影响，进展期腹腔镜胃癌手术是世界公认的难题，一直采取开腹的手术方式。因此，腹腔镜胃癌手术当时在国内几乎是空白。

腹腔镜胃癌手术攻关小组成立后，由于这种术式基本没有可借

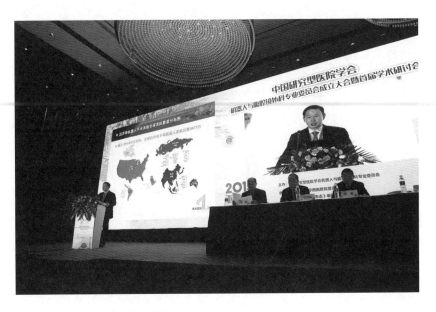

第三军医大学西南医院余佩武教授

鉴操作的途径，所以完全要靠自己摸索，包括手术打几个孔、孔的位置的选择以及从哪个途径开始清扫等，余佩武及其团队最开始时是一头雾水。但他们始终相信一点，早期腹腔镜结直肠癌也曾被怀疑过，如今已被证明其手术效果相同于或优于开腹手术。既然腹腔镜结直肠癌手术能做，腹腔镜胃癌手术也一定能行。对于早期的艰难探索，余佩武回忆道：

> "记得第一次上临床，原本只需 3 小时左右的手术，我们 3 个人从早上走进手术室，竟然一直到天黑才做完。这下子，患者家属和护士们都有了意见，就连一些最开始支持我们开展新技术的医生都带着嘲笑的眼神看着我们。几个月里，只要我们一来到手术室，护士们都躲着我们，因为上我们的手术往往要很长时间。有专家医生半开玩笑半认真地对我们说：'在肚子上打个孔，就能把胃癌清除干净吗？'"

面对质疑声，余佩武带领团队没有做过多的回应，而是一头扎进手术室。他们埋头苦干了 10 个月，积累了 27 个病例，手术方法初现雏形。2004 年 12 月 1 日，余佩武参加了上海举行的全国微创外科大会。他将自己胃癌微创治疗的心得和经验介绍给了会务组。与会专家很欣赏他在技术上的创新，会务组特意增加一次大会报告机会，让他向会议代表展示自己的手术技术——在腹壁开 5 个 0.5cm—1cm 的小洞，插入腹腔镜器械，通过电视屏幕进行操作，就能切除胃癌病变，在几乎同样的时间里就能完成传统上需要 20cm 以上切口才能完成的手术。余佩武在台上简单讲解后，然后播放了手术录像，

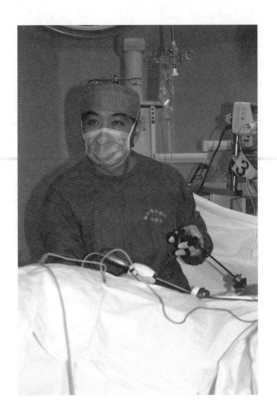

301 医院杜晓辉教授

震惊了整个会场。

2005 年 5 月 29 日，余佩武已经做了 59 例手术，经验更加丰富。他又到西安举办的第八届全国胃肠外科大会做了大会发言。在这次会议上，质疑的人越来越少了，得到全国范围的认可。2006 年 9 月 18 日在重庆举行的第九届全国胃肠外科大会，由余佩武所在科室举办。这次大会，不仅有讲座还有现场直播的手术。余佩武在两名助手协助下进行腹腔镜胃癌手术，另一位知名专家进行开腹手术。令人振奋的是，两人的手术时间都是 3 小时，余佩武的微创手术还出血更少。自此以后，余佩武和他的腹腔镜胃癌手术得到外科界的一致认可。

也是在 2005 年，在中国的北部边陲——哈尔滨医科大学附属第一医院的许军教授及其团队完成了腹腔镜胃癌手术，并在《中华肝胆外科杂志》《中国微创外科杂志》上发表文章。2005 年开始，301 医院的杜晓辉在腹腔镜结直肠手术方面取得可喜成果。过去直肠手术保肛比较难，7cm 以下的直肠癌保肛几乎不可能，必须造瘘。但通过腔镜的技术，能够做到低位保肛，5cm 甚至 4cm 的保肛成为可能，还能保证病人远期的安全。随着技术不断提高，杜晓辉又针对胃癌开展腹腔镜手术。

福建医科大学附属协和医院于 2007 年正式开展胃癌腹腔镜治疗手术（2004 年，池畔做了第一例腹腔镜胃癌根治术），由于开展的时间比较晚，他们就思考该如何加快步伐，如何保证手术的成功率。基于当时医院里胃癌病人足够多的状况，他们决定在前期阶段采取分区开展腹腔镜手术（剩下的区域转开腹）的做法，这样可以保证在前期阶段手术的质量和时间都与全开腹一样，减少并发症。具体

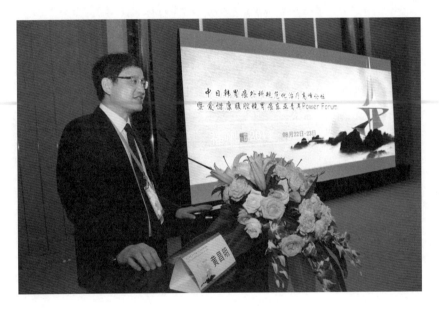

福建医科大学附属协和医院黄昌明教授在中日韩会议上发言

做法是，由于胃癌的淋巴结分四五个区域，池畔和黄昌明他们最开始只对第一个区域采用腹腔镜手术，完成十几例后，再开始进行第二个区域的腹腔镜手术——如此逐渐熟练掌握所有区域。2007 年池畔和黄昌明等医生只完成了 30 例腹腔镜胃癌根治术，2008 年不到100 例。到了 2009 年，他们熟练掌握了技术，4 月份在福州召开的一次重要学术会议上，黄昌明向与会的 500 多名代表演示了腹腔镜全胃切除，另一位演示的是南方医院的李国新。

至 2008 年年底，江苏省人民医院已成功开展腔镜胃癌根治术100 余例，腔镜结直肠癌 400 余例。经过数年发展，中国各大医院在腹腔镜结直肠和胃癌手术上积累了相当丰富的经验，在完成技术层面的突破之后，制定规范性的操作指南是促进腹腔镜胃肠肿瘤手术发展的重要保障。中国抗癌协会大肠癌专业委员会腹腔镜外科学组于 2006 年颁布了《腹腔镜结肠直肠癌根治手术操作指南》和《腹腔镜胃恶性肿瘤手术操作指南》。2009 年卫生部医疗服务标准专业委员会也制定了《结直肠癌诊断和治疗标准》，其中亦纳入了腹腔镜结直肠癌手术作为治疗的标准方案之一，对腹腔镜胃肠手术在中国的规范化推广具有重要指导性意义。

在肝脾手术上的应用

自 2000 年后，腹腔镜技术在实体脏器疾病的治疗中有了广泛的应用，腹腔镜脾切除已成为血小板减少性紫癜（ITP）脾切除术患者的首选方法，并应用在门静脉高压及外伤性脾切除术中。王存川于1997 年完成广州华侨医院的第一例肝切除及脾切除手术；2001 年河南省人民医院王旺河完成第一例脾切除。2002 年前后，全国多家医院在腹腔镜胰体、尾肿瘤局部摘除术、胰腺远端切除术、保留或不保留脾脏胰腺次全切除术已有较多开展；腹腔镜肝脏肿瘤的规则性切除在 2005 年以后得到逐渐发展。

2000 年时，全国会议上已有脾切除的腹腔镜手术演示。例如，在 2000 年 7 月 3 日由中国医科大学附属第一医院主办、于沈阳召开的国际腹腔镜外科会议上，会议代表近 400 人观看了浙江大学医学院附属邵逸夫医院王跃东的腹腔镜脾切除手术演示。王跃东的第一例腹腔镜脾切除于 1996 年完成。

2003 年到 2005 年，哈尔滨医科大学附属第一医院的许军教授将腹腔镜技术应用于诸多普外科手术中，如腹腔镜结直肠疾病手术、肝切除术、甲状腺手术、疝修补术等多个当时国内难度较高的复杂手术。特别是腹腔镜门静脉高压症脾切除术，当时，欧洲内镜外科协会将肝硬化门静脉高压症所致巨脾视为腹腔镜手术的禁忌症，许军教授在多年临床经验的基础上提出，腹腔镜手术和开腹手术面临的风险和问题几乎是相同的。在具有相当开腹和腔镜经验的基础上，许军完成了腹腔镜门静脉高压巨脾切除，为腹腔镜的进一步应用和适应症的拓宽贡献了力量。

2006 年 5 月至 2009 年 3 月，复旦大学附属中山医院普外科的吴海福、盛卫忠、顾大镛、姚礼庆等人完成了 67 例腹腔镜下脾切除术，他们将手术经验进行了总结，于 2010 年发表在《中国实用外科杂志》上，对腹腔镜下脾切除术的可行性和安全性进行了探讨。

在腹腔镜肝切除方面，早在 1998 年，邵逸夫医院的蔡秀军和广西医科大学附属医院的罗榜裕就进行了腹腔镜肝切除，并一直在进行更深入的探索，手术水平在八九年时间内处于全国乃至亚洲领先的水平，多次在国内和国际会议上进行经验传授。腹腔镜肝切除术可治疗肝癌、肝囊肿、肝血管瘤等多种肝脏疾病，与传统开腹肝切除手术动辄 20cm 的手术切口相比，其优势不言而喻。术后疼痛明显减轻，极大地缩短住院时间。蔡秀军于 1998 年 8 月完成第一例手术，为一位 50 多岁的王姓女士成功进行了腹腔镜右肝癌切除加胆囊切除手术，手术历时 4 个半小时，该位患者手术后没有复发过癌症，一直在健康地生活（截至 2016 年 4 月成稿时）。

由于在肝切除手术方面的造诣颇深，蔡秀军经常被邀请去一些全国性会议上进行手术演示。2006 年 6 月 1 日，蔡秀军在结束澳大利亚学术访问后，直飞厦门参加手术演示会，晚上到达厦门。这次会议本来是安排他做一个比较简单的肝切除手术，将另一个难度高的右肝切除手术分配给一位日本医生做。那位日本医生仔细查看了病人的病情后，认为手术太复杂，表示自己无法进行手术，于是会务组向蔡秀军求助。蔡秀军知道当时国内还没开展过同类手术，经过一番考虑，认为依靠自己多年积累的经验，可以在完成第一例手术后，再给这位病人做手术。第二天早上，他在很快完成了第一例手术后，开始挑战第二例手术；手术最后很成功，让那位日本医生心服口服，在场的参会代表都对他交口称赞。

让心高气傲的日本同行服气并不是一件容易的事，而蔡秀军的高水平手术技巧，不止一次地征服了日本同行。2009 年日本腹腔镜肝切除领域的著名医生 Yamamoto Masakazu 在香港的一次国际会议上，看到了蔡秀军的手术录像，大为震惊。后来他联系上了蔡秀军，2010 年，带着三名日本肝切除最著名的医生到邵逸夫医院，进行学

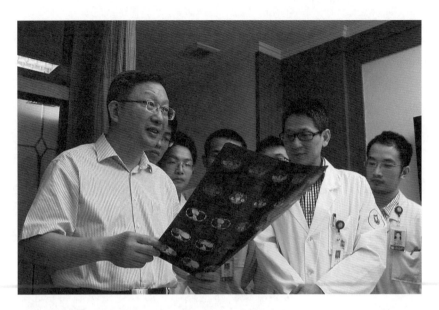

浙江大学附属邵逸夫医院蔡秀军教授（左一）

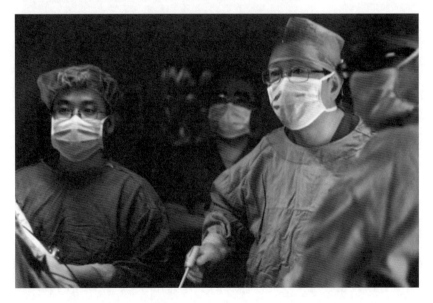

浙江大学附属邵逸夫医院蔡秀军教授（右二）手术中

术交流并观看蔡秀军做手术。蔡秀军准备了四台手术，有一例不成功，转开腹，另外三例都很成功。这四位日本医生回去后，邀请蔡秀军参加同年举办的第七十二届日本临床外科学会年会，让更多日本医生能够学习到中国腹腔镜肝切除的最高水平手术。

由于在腹腔镜肝切除方面发展出了高水平，邵逸夫医院的微创中心从 20 世纪之初开始，每年都办腹腔镜肝切除学习班，2006 年通过 JCI（国际医院联合评审委员会）认证，成为国内首家通过该评审的公立医院。2009 年，邵逸夫医院的微创外科中心荣获"腹腔镜腹部外科应用国家科技进步奖"。

从 2004 年年初开始，301 医院的肿瘤中心肝胆胰肿瘤外科主任刘荣及其团队开始将腹腔镜技术应用于肝脏外科手术，建立起覆盖肝胆胰领域的微创手术体系。当时的腹腔镜肝脏手术，曾经被一些同行质疑，一些病人也不理解，但是经过数年的努力后，得到了推广普及。在这个过程中，301 医院的肝胆微创手术连获中华医学一等奖和国家科技进步二等奖。肝脏作为人体最大的消化器官，具有特殊的解剖结构和功能，许多学者形象地将肝脏比喻成"浸满鲜血的海绵"，因为里面的血管太丰富，利用腹腔镜的电刀在里面切，很容易造成大出血。出血和止血问题不能解决，就不能保证腹腔镜手术的成功。因此，腹腔镜肝切除术一直被认为是难度大、风险高的手术。

怎么办？刘荣等人重新进行肝脏解剖，解剖以后发现，借助肝脏外面的好几个空隙，可以把肝脏分成许多小区。比如医生要切左半肝，先用腔镜把供应左半肝的血管全分出来，主要是四大血管，然后系紧这些血管，不让它们往肝脏里供血，一次系紧时间约 15 分

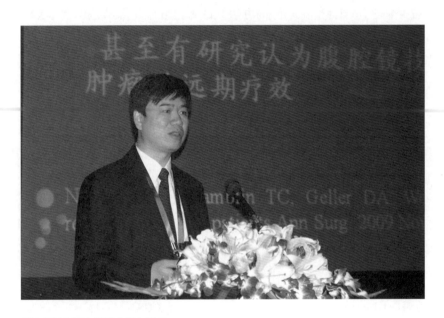

301 医院刘荣在医学会议上发言

钟，切后先解开，若是没有一下切完，需要再系紧一次，不能让病人肝功能衰竭。采用这种方法很好地解决了大出血问题，腹腔镜肝脏切除术也就顺利展开了。这套方法当时在国内和国际上都非常少见。

这套方法后来被命名为"腹腔镜解剖性肝切除"，现在已经成为主流手术。根据 301 医院微创中心的经验，刘荣及其团队提出了腹腔镜下解剖性肝脏切除的方法，即无论肝脏切除的范围大小（不管是局部不规则切除，还是规则性肝段切除或肝叶切除），均采取先解剖分离并切断所切取肝脏的入肝、出肝血流管道，再离断肝实质的方法。经过实践，刘荣及其团队看到通过运用腹腔镜下解剖性肝脏切除，可以有效地控制出血，最大限度降低 CO_2 气体栓塞的风险。

刘荣及其团队行腹腔镜下肝脏切除术所使用的断肝器械包括：超声刀（ultrasonic scalpel）、微波刀（microwave tissue coagulator）、水喷刀（water jet issector）、Tissue Link 刀（tissue link floating ball，又称无血解剖刀）、结扎速血管闭合系统（LigaSure vessel sealing system LigaSure）、氩气刀（argon beam coagulator）、全频超声乳化吸引刀（cavitron ultrasonic surgicalasp irator，CUSA，简称超吸刀）、内镜切割闭合器（EndoGIA）、内镜多功能手术解剖器（PMOD）。以上断肝器械各有优缺点，目前国内尚无研究报道其中哪种器械有明显的优势。刘荣的经验是，运用何种断肝器械是次要的，充分的术前准备、运用解剖性肝脏切除的方法才是腹腔镜肝脏切除手术安全有效实施的关键。

2002 年 7 月到 2005 年 1 月，301 医院完成了 68 例完全腹腔镜肝切除，没有手术死亡，2 例出现胆漏，经处理术后第五天胆漏停止。3 例因中肝静脉出血，为防止气栓的形成，中转开腹。在 31 例肝癌中，复发 1 例，后行肝移植。31 例中没有穿刺口转移，初步的临床经验显示出腹腔镜肝切除在治疗肿瘤的远期疗效与开腹手术相当。

2010 年，福建协和医院肝胆外科陈燕凌成功为一名肝脏血管瘤患者施行了"全腹腔镜下解剖性左肝外叶切除术"。这一手术是陈燕凌在肝胆外科实施"微创、精准、高效"技术创新理念的集中体现，手术历时两个小时，而出血量不到 50ml。到 2010 年 11 月底时，该医院成功开展全腹腔镜下左、右肝切除术 26 例手术。

经过多家医院的微创手术实践证明，腹腔镜肝切除术的有效性相对更高一些。手术的有效性包括近期疗效和远期疗效。腹腔镜手术以腹壁切口小、术后疼痛轻、住院时间短、恢复日常活动快为特点，近期疗效明显优于开放手术。在中国，需手术治疗的肝病病人很多，使得这项技术具有广泛的应用前景，具有显著的社会效益和经济效益。

在腹腔镜治疗肝脏疾病的应用上，新疆维吾尔自治区人民医院的克里木、兰州大学二附院的李徐生都成功利用腹腔镜治疗肝包虫，在全国乃至全世界都属于最早一批开展此类手术的范例。肝包虫是严重困扰新疆等农牧民各族群众的常见高发寄生虫病，据卫生部在 2007 年发布的全国人体重要寄生虫病调查结果显示，仅新疆维吾尔自治区、青海和甘肃三地牧区就有 30 余万肝包虫病患者，每年给中国牧区造成的经济损失近 8 亿元。利用微创技术可以给病人减轻病痛与经济负担。而且，他们逐渐利用微创技术治疗了肝包虫、肺包

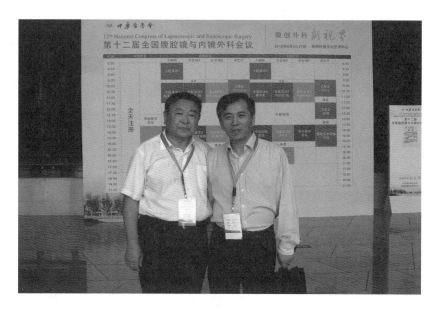

李徐生教授（左一）与郑民华教授（右一）合影

虫、脾脏包虫、盆腔包虫等 20 多个项目，运用腹腔镜治疗包虫这一新疆维吾尔自治区、甘肃地区的多发病、常见病与地方病方面，达到了国际先进水平。

在胰腺手术上的应用

就在全国各大医院积极探索微创外科的专业发展方式时，2004 年郑民华又完成了一例新的国内腹腔镜应用术式——全腹腔镜下胰十二指肠切除手术。胰十二指肠切除术当时是医学界公认的难度最大的手术之一，这一手术的完成标志着腹腔镜技术几乎可完成所有普外科手术。当时患者因发高热来瑞金医院，经检查被确诊为患有胆总管下端壶腹部肿瘤。患者已经有 70 岁了，并伴有高血压及肺气肿，开腹手术几乎会不可避免地给患者带来致命的并发症。医院找到郑民华，问他能否做腹腔镜手术。郑民华考虑了两天后，决定一试。

手术最大难点在于：在切断了患者的十二指肠及空肠上段，切断了胆总管、切除了胆囊、切断了胰颈胰体部之后，等于切除了病人整个消化系统的"十字路口"，每一条生命攸关的"通道"——胰肠、胆肠和胃肠，必须在最短的时间内完整而精确地修复，哪怕只有几秒钟的耽误，哪怕刀口出现一丝偏差，就有可能导致病人的消化液难以控制地大量流失，即刻在手术台上停止心跳。

手术当天，做到关键之处时，手术室里在场的医生都屏声敛息，针落有声，郑民华却超乎寻常地镇定。屏幕上，只见超声刀、牵引器和吻合器交替出现，游走于各脏器之间，郑民华的手术熟练、敏捷而精确，胰肠、胆肠和胃肠的吻合几乎完美，门静脉周围、肝动脉周围、胰腺等处的淋巴结，也被干净利落地彻底清扫。最后，郑民华在患者上腹正中处切开一个长 4cm 的切口，将已切下的肿瘤完整地从切口中取出。这时，手术室里所有的人都长舒一口气，郑民华身着的手术衣已被汗水浸透。手术历时 5 个半小时，患者出血量仅 50ml 左右。手术结束后未出现并发症，20 天后，患者出院。当时全世界已完成的同类手术尚不足百例。

继郑民华之后，广西医科大学附属医院的罗榜裕在 2004 年也完成了胰十二指肠切除术。接下来的几年时间里，多家医院开展了胰十二指肠切除手术。其中包括 301 医院的刘荣。刘荣和其团队医生成功使用腹腔镜进行肝脏切除手术之后，从 2003 年开始做胰腺手术，然后再运用到胰腺的恶性肿瘤上。在做坏死胰腺炎此类手术中，刘荣及其团队又有了创新。因为胰腺位于人身体的背面，若是从身体前面进入，很可能导致腹腔感染等一系列严重的后遗症。为了避免后遗症，刘荣他们尝试使用后腹腔镜做坏死胰腺炎手术，不用进腹腔，从腰部开口进入，清理坏死组织，然后用导管把病素排出来。手术的成功证明后腹腔镜下坏死组织清除、置管引流术是安全、可行的。该术式具有入路直接、操作简便、坏死组织清除彻底、不入腹腔、手术创伤小等优点。

刘荣就这样成功地建立了以后腹腔镜胰腺肿瘤切除、和坏死性胰腺炎腹膜后清创引流为代表的腹腔镜胰腺手术体系，突破了腹腔镜胰腺手术禁区，使胰腺手术从巨创变为微创。这些创新不仅降低了患者的生理和心理创伤，更提高了医院的收治能力，降低了总的医疗费用，让患者和医院均从中获益。这种手术方式后来也在其他

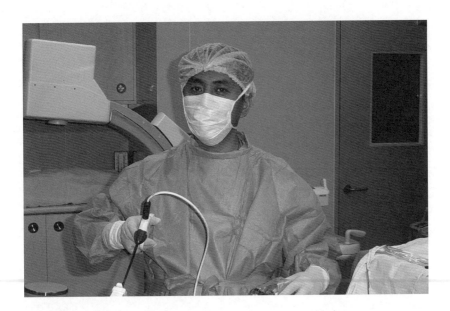

郑民华教授手术中

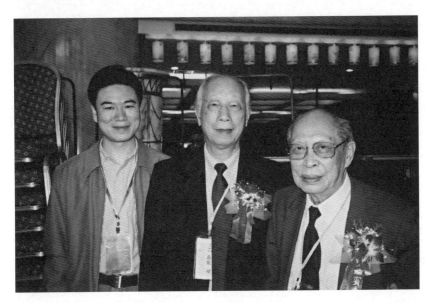

刘荣教授（左一）与黄志强院士（左二）、裘法祖教授（右一）合影

医院广泛使用，惠及许多病人；它还被应用于后腹腔镜的肝脏切除手术，并具有显著效果。

随着腹腔镜手术技术的发展与进步，胰腺疾病的腹腔镜外科治疗范围已扩展至胰腺炎清创、引流以及胰腺十二指肠肿瘤的根治手术。2005 年，哈医大附属第一医院的许军及其团队完成腹腔镜胰十二指肠切除术。在腹腔镜胰十二指肠切除术中，胰肠吻合是其中难度最大的部分，许军查阅了大量的参考资料，提出了腹腔镜下套接式胰肠吻合的新技术，自 2005 年至 2009 年间，应用于 10 例腹腔镜患者中并取得良好成效，其研究结果发表在《中华胃肠外科杂志》和《Jsls-Journal Of The Society Of Laparoendoscopic Surgeons》杂志上。

在减肥与代谢病上的应用

广州华侨医院的王存川，选择的专业方向之一是肥胖与代谢手术，在学组于 2001 年 8 月 30 日—9 月 2 日在北京举办的"中华医学会第七届全国腹腔镜—内镜外科学术交流会"上，他报告了 3 例腹腔镜胃间隔捆扎术治疗重度肥胖症。其实，在腹腔镜多个领域均有卓越建树的王存川，早在 1997 年就开展了腹腔镜胃旁路手术等各种减重手术，当时中国的经济条件开始变好，肥胖的人越来越多，一些过度肥胖的病人须进行医学上的治疗。王存川了解到国际上已经有医生通过腹腔镜手术缩小胃的容量，或是给肠子做绕道以达到减肥的目的。在翻阅更多资料时，他看到了无论是在中国还是在发达国家，这个领域都大有可为。

　　当时国际上肥胖症全球发病率也在日益增长，是全球最严重的公共健康问题之一。WHO已将肥胖症定位为由基因、环境和行为因素共同作用引起，尤其是营养物质摄取过剩导致体内脂肪堆积的一种复杂慢性疾病。肥胖症往往伴随糖尿病，亦容易引发高血压、冠心病、高脂血症、胆囊结石、骨关节炎、不育症和睡眠呼吸暂停综合征等其他相关疾病。根据美国国立卫生研究院联合美国国立心、肺、血液学会及北美肥胖研究协会制定的《肥胖治疗指南》，常用的肥胖治疗方法主要有医学营养治疗、运动疗法、行为疗法、药物治疗疗法，当以上方法效果欠佳或在患者符合减肥手术适应征并愿意接受手术的情况下，微创减肥手术也是一种有效的治疗方法。

　　从1997年起，王存川开始不断探索如何用腹腔镜技术更快更好地为过度肥胖病人进行减重。2000年年底，王存川为一个16岁体重144公斤、BMI体质指数为44的女孩实施了腹腔镜胃间隔捆扎减肥手术，该病人术后经过康复，体重减至60公斤。在接下来的10多年里，王存川在通过微创腔镜手术治疗甲状腺疾病、重度肥胖症与糖尿病等代谢疾病方面一直处于领先水平，堪称中国腹腔镜胃旁路手术第一人，并担任《中华肥胖与代谢病电子杂志》主编。

　　2002年时，胃肠道手术用于治疗重度肥胖症及相关代谢性疾病，有比较大的阻力，国内相关学者和患者的认可度很低，术后并发症、适应症、死亡风险等都有待考量。传统上，重度肥胖和糖尿病人几乎都找内科治疗，中国医院在2000年前后开展腹腔镜手术的时候，还没有形成统一的治疗体系。但中国糖尿病患者在2000年时就有约1亿人，开展腹腔镜治疗的意义巨大。王存川看到腹腔镜手术减肥和治疗糖尿病的前景，为降低失败概率，他和团队医生做足了准备，

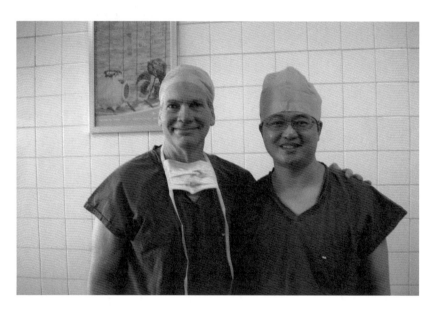

王存川教授（右一）手术后

查阅参考了国际上相关文献报道，并专程去腹腔镜手术开展最多的美国取经，在国际会议上进行交流学习。

2004 年 7 月，王存川成功为一名重 131 公斤的 17 岁少年进行了腹腔镜胃旁路减肥手术，病人胃缩小了 1/3，小肠缩短了 1.5 米。由于王存川领导的团队在代谢病方面不断取得辉煌成就，暨南大学于 2011 年 3 月在附属暨华医院成立微创外科研究所糖尿病与肥胖微创治疗中心，该中心为华南区首个以微创手术治疗代谢疾病的医疗中心，王存川出任首席专家。

中国医科大学附属第四医院的刘金钢，也是中国推动手术治疗肥胖症的开创者之一，他早在 2000 年就开展了这一腹腔镜手术。刘金钢利用多种微创胃减容手术治疗单纯性肥胖症及二型糖尿病，并完成了东北地区首例可调节胃绑带手术。他对单纯性肥胖症的基础研究和临床治疗在国内居领先水平，他率领团队开展了腹腔镜胃旁路转流术，使所在医院的减重外科形成了完整的体系，实现了与国际减重外科接轨。对于以腹腔镜手术治疗肥胖症，刘金钢的体会是：

> "控制饮食、增加运动、药物治疗肥胖效果都不稳定，容易复发，而腹腔镜治疗肥胖症和糖尿病是唯一有稳定疗效的方式。通过腹腔镜手术治疗肥胖型的糖尿病，会让病人胃肠里分泌的激素发生了变化，通过自身的能力来治疗糖尿病。我们都知道，糖尿病人要控制饮食，但是对于那些严重的肥胖病患者来说，他们很难有这个自控能力。简单来讲，通过胃减容术后，胃变小了，患者自然吃的就会少，而且没有饥饿感。针对糖尿病患者，可以做胃肠道的转流手术，让肠胃的吸收能力变

低，所以手术既可以控制饮食的量还可以控制摄入饮食的吸收能力。另外，手术治疗肥胖和糖尿病也有严格的适应症，适合的人群在 16 岁到 65 岁，极个别的病例才可能会突破这个年龄界限，比如八九岁的小孩如果其肥胖程度影响了正常生活，也会考虑手术治疗。超过 65 岁的患者，如果经过医生严格评估，胰岛细胞功能符合要求的话，可以考虑以手术方式治疗。"

在长海医院，郑成竹也于 2000 年开展了腹腔镜胃减容术。郑成竹从 1996 年就开始关注通过微创手术进行减肥。当他开始查找资料时，发现国外早在 1954 年就进行了空回肠短路术的开腹手术，近几年开始用腹腔镜来做手术。1998 年他担任普外科主任后，就准备正式开展腹腔镜减肥手术。最初他与内科的医生联系，请他们介绍病人。2000 年 4 月，郑成竹完成了第一例腹腔镜治疗肥胖病手术。随后，郑成竹又开始关注腹腔镜治疗糖尿病，于 2003 年在国内率先开展腹腔镜下手术治疗 2 型糖尿病的临床应用与基础研究工作，并致力于制定符合中国人的 2 型糖尿病外科治疗指南（糖尿病中约 95% 都是 2 型糖尿病），以让患者得到更科学的治疗。

2001 年 4 月，上海长海医院的仇明调入上海长征医院。来到新的环境后，他决心另辟一片天地。他以甲状腺疾病为突破口，经过 2 个多月的钻研，在 6 月份开展了完全腹腔镜下颈部无疤痕甲状腺切除手术。此时国外有些医生也已经在开展类似手术，但是颈部仍然有一个很小的切口。因颈部不易充气，甲状腺体积较大，血管丰富，易损伤甲状旁腺及喉返神经，国内医院在这方面几乎是空白。仇明研究出的术式是从乳晕和腋窝置入器械，这样就可以做到完全

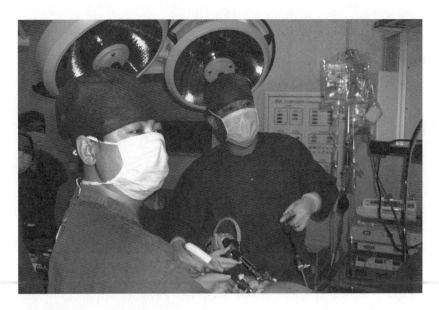

刘金钢教授（右一）手术中

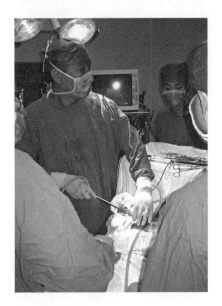

仇明教授（左一）手术中

无疤痕，其技术关键点为建立颈阔肌下操作空腔和术中控制出血。

仇明的第一例手术病人是一位 29 岁的女性患者，于 2001 年 6 月 22 日入院，临床诊断为甲状腺左叶腺瘤。仇明采取了经胸前壁径路式式，置入两只 10mm 和一只 5mm 的套管；设定的二氧化碳气体压力为 6mmHg，在术中形成了足够的颈部操作空间，同时保证了颈静脉正常回流，手术用时约 3 小时，出血约 10ml。手术非常成功，患者两天后拔出颈部引流管后，头部即可活动自如，第四天即出院。手术完成后，仇明马上将手术经验撰写成稿投给《中华普通外科杂志》（2002 年 2 月发表）。作为此项术式的先驱者，仇明于 2005 年时应邀去香港参加第七届 ELSA 会议，在来自全世界近千名医师的目光下，成功进行了全腹腔镜甲状腺无疤痕切除手术的演示。

在疝修补与腹壁外科的应用

在疝修补方面，腹腔镜技术早在 1992 年就在国内的一些医院得到了应用。上海瑞金医院、广州华侨医院、中国医科大学附属第一医院、广西自治区医院、浙江省人民医院等多家医院 2000 年以前已经开展了腹腔镜疝修补。郑民华于 1993 年完成瑞金医院的第一例疝修补手术，做的是补片填塞术（用的材料是无国界医生赠送的补片及疝钉），属于国内最早的手术之一。腹腔镜疝修补术具有创伤小、痛感轻等优点，但由于必须进行全麻及手术费用较高的原因，在人们经济收入不高的情况下，手术优势不明显。2000 年后，随着中国经济发展水平的不断提高，腹腔镜疝修补逐渐地被患者接受，一些医院在如何做精、做好手术上也开始了深入探索。

上海华山医院的微创外科在疝修补方面创出了一条新路。2000年，时任上海华山医院微创外科主任的姚琪远去香港基督教联合医院，参加腹腔镜胃肠高级培训班，师从郭宝贤教授，学习了近一个月的时间。在这个学习班上，他观摩了"内镜精膜下交通支静脉离断术"（SEPS），即针对4级以上的静脉曲张，以单孔的内镜技术来完成静脉曲张手术。回到上海后，医院就购买了奥林巴斯公司的SPA单孔器械，和KARL STORZ公司的TEM手术系统——该系统由特殊的直肠镜、专用手术器械和视镜显像系统构成，华山医院为国内第一家购买。这两种手术当时国内都没有医院做过，能够完成这样的手术，让姚琪远和同事们都感到很自豪。此时，姚琪远也开始思考该选择什么样的专科领域对腹腔镜进行深入探索。华山医院在上海的各家医院里专科分得最细，也分得最早；1985年时医院就开始在普外科中分亚专科，包括胃肠、肝胆、血管、营养等亚专业，1996年成立了由姚琪远负责的微创外科亚专科。

2000年10月，姚琪远又去德国参加了为期两周的培训。在那里，他第一次发现疝修补的微创手术可以做得如此精妙，他观看了一例腹股沟疝、一例食管裂孔疝，内心对德国同行赞叹不已，这也触发了他将疝修补作为华山医院腹腔镜专业方向的念头。国内在1993年时就有医院开展了多种疝修补，但是在某些小类别上一直还无法用腹腔镜来完成手术。与传统手术相比，腹腔镜疝修补术具有疼痛轻、恢复正常体力活动早、复发率低、并发症少、能同时修补斜疝、直疝和股疝等特点，同时又具有切口小、美观等优势，深受患者的欢迎。

姚琪远回国后就开始在微创外科进行疝修补手术，在这方面小有名气后，科室从 2003 年开始开设疝专科门诊。2004 年 4 月完成了国内最早一批的腹腔镜切口疝手术，然后在 9 月又做了造口旁疝修补腹腔镜手术。当时，全世界的外科医生都对造口旁疝修补感到头疼，复发概率很高，姚琪远及其团队开创的腹腔镜手术效果却非常好，于是更加坚定了他们以微创方式完成疝修补手术的信念。2005年，他们又开始增大食管裂孔疝的手术数量，并进行了腹股沟疝等手术，当时在国内属于最早几家高水平完成腹腔镜疝修补的医院。那个时候，华山医院的微创外科在胃肠肿瘤、肝胆、甲状腺手术上发展出了成熟的技术，病人很多，但是姚琪远及其团队决定优先做疝和腹壁外科的手术。

在选择了疝修补和腹壁外科为重点业务领域后，姚琪远开始积极关注国际上这一领域的最新发展。实际上，欧美国家早在 1991 年就开展了腹腔镜疝修补手术，但当时的补片材料不成熟，给疝修补技术带来了难以接受的高复发率，这种手术很快就处于停滞的状态。2001 年，美国的巴德、强生、戈尔和美国外科公司生产出了先进的用于疝修补的防粘连材料，以及用于补片固定的钉合器，使得切口疝等手术得以高质量完成。

由于在疝修补方面成绩斐然，华山医院微创外科于 2005 年获得了卫生部的一项开放式基金，其课题是对腹腔镜腹股沟疝修补的安全性、可行性和经济性进行研究。2006 年，微创外科又与医院的五官科及复旦大学材料学系联合获得了一个国家 863 项目——丝素蛋白在生物组织修复中的应用；2008 年获国家自然科学基金项目"丝素蛋白立体支架在腹壁缺损修复中的应用"，在组织修复的材料学的研究方面突破了一个新领域。华山医院微创外科于 2005 年获得国家

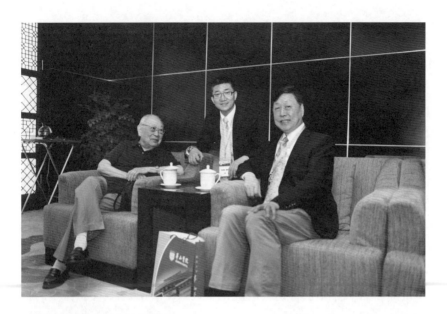

上海华山医院姚琪远教授（中）

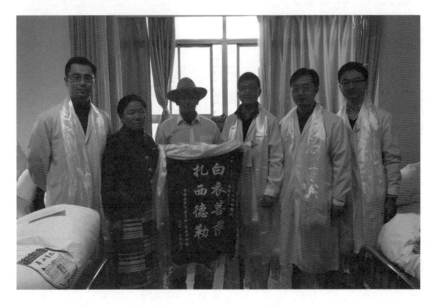

姚琪远教授（右三）与治愈后的病人在一起

医学继续教育项目——疝修补培训，最多的时候一年培训 300 多人。

瑞金医院在疝修补方面起步很早，1993 年—2010 年间，医院所进行的手术种类包括腹腔镜腹股沟疝、切口疝、复杂疝（边缘切口疝、造口旁疝、食管裂孔疝等），修补手术完成数千例。发表论文多篇，包括由李健文、郑民华等人撰写的《腹腔镜腹股沟疝修补术的操作要点》《腹腔镜腹股沟疝修补术 463 例分析》《全腹膜外补片植入术中补片不固定的实验研究》等。李健文曾留学法国多年，原专业领域为微创消化外科，他深入钻研各类疝手术，让瑞金医院的腹腔镜疝修补手术在全国享有名气，研究成果达到亚洲领先水平，他因此而荣获上海市科技成果奖和上海市科技进步二等奖。

在浙江大学附属邵逸夫医院，王跃东于 1997 年在美国医生的指导下进行了食管裂孔疝手术，后来在 2002 年去了浙江省人民医院担任微创外科主任，并于 2002 年开始进行切口疝修补手术。王跃东在 2000 年加入了美国外科医师学会，是国内最早加入该学会的外科医师之一。他发表过数篇关于疝修补手术的文章，其中包括《腹腔镜外科杂志》2002 年 7 月刊的《腹腔镜食管裂孔疝修补术和胃底折叠术》等文章。

在广州华侨医院，微创外科也将疝修补作为业务方向之一，于 2000 年 3 月 30 日完成国内最早一批的完全腹膜外腹股沟疝修补术（TEP），2002 年 5 月 30 日完成国内最早一批的腹壁切口疝修补术，2003 年 4 月 1 日在广东新会完成股疝腹腔内缝合修补术。在学组于 2001 年 8 月 30 日—9 月 2 日在北京举办的"中华医学会第七届全国腹腔镜－内镜外科学术交流会"上，王存川向与会代表介绍了医院进行疝修补 50 例的手术经验。

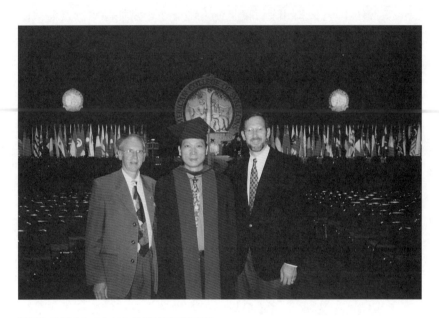

王跃东教授（左二）加入美国外科医师学院

在妇科手术中的应用

在与腹腔镜起源有着密切关系的妇科，国内多家医院很早就开始应用腹腔镜技术。自 1992 年起，妇科内镜领域从简单的腹腔镜下良性卵巢肿瘤剔除、附件切除和子宫肌瘤剔除，逐渐发展到比较复杂的腹腔镜下全子宫切除、腹腔镜下广泛全子宫切除等。长海医院最早在 1993 年请台湾地区医生演示了子宫次全切除，后逐渐在妇科开展腹腔镜手术。1992 年，瑞金医院成立妇科腹腔镜小组和妇科肿瘤小组，开辟了独立的微创妇科病区，该病区于 2001 年开始成为微创中心的一部分。随着越来越多的医院在妇科中应用腹腔镜，2000 年中国妇科内镜学组成立。瑞金医院在 2000 年到 2002 年期间，先后派遣 5 名医师赴法国、瑞士等国进修腹腔镜技术。2002 年开始对年轻妇产科住院医师开展规范化培训，要求人人熟练掌握腹腔镜技术；并联合应用宫、腹腔镜进行妇科恶性肿瘤的淋巴清扫术。2009 年，规范妇科恶性肿瘤诊疗常规，开展腹腔镜下妇科恶性肿瘤的广泛全子宫及盆腔淋巴清扫等高难度手术。

广州华侨医院也是属于最早一批在妇科中开展腹腔镜手术的医院，王存川于 1995 年完成卵巢囊肿剥除术及子宫肌瘤切除术，1998 年 4 月完成子宫全切除术；2002 年 8 月 22 日在新疆演示了子宫次全切除术。佛山第一人民医院的李光仪，在妇科肿瘤腹腔镜手术治疗方面造诣颇深。他曾师从著名妇科肿瘤专家李孟达教授，从 1994 年开始开展妇科腹腔镜手术，至 2007 年年底完成手术数量超过 1 万例。他治学严谨，乐于施教，从 1995 年开始招收妇科腹腔镜学员，至 2008 年年底已培养了优秀的腹腔镜医师近 700 名。他认为，一名优秀医生追求的目标是成为医学艺术家、美术家，手术中要像艺术家一样对自己的作品精益求精，注重对细节的处理，因为细节决定并发征出现的频次，细节决定成败。李光仪出版过多本专著，包括《实用妇科腹腔镜手术学》《妇科腹腔镜手术并发症防治》《妇科腹腔镜操作手册》等。

中山大学附属第一医院也很早就开始在妇科手术中应用腹腔镜技术，中山大学于 2002 年 1 月出版了《腹腔镜在妇科手术中的应用》一书，该书分三册，内容包括腹腔镜在妇科中的绝育术、不孕症手术、异位妊娠手术、子宫内膜异位病灶电凝术、输卵管切除术、子宫肌瘤剔出术、子宫切除术、卵巢肿瘤剔出术等方面的手术方法和理论要点，适合医学院师生以及临床医师使用。

腹腔镜在妇科中的应用得到了中国妇产科学会妇科肿瘤学组的重视，2006 年学组在合肥召开宫颈癌手术研讨会，会议上演示了腹腔镜下宫颈癌根治术及阴式子宫广泛切除术，从此，腹腔镜下宫颈癌根治术在全国迅速开展。腹腔镜下宫颈根治性切除术给有生育要求的妇女带来了机会和希望，该术改变了宫颈癌传统的治疗方法，其疗效同标准治疗方法相近，却使患者保存了生育功能。

在反流性食管炎方面的应用

反流性食管炎是一种多发疾病，发病人群中约有 10% 的人需要依靠吃药来进行医治。但是长期服药，容易让病人出现肝功能损伤等副作用。而以腹腔镜进行抗反流手术是一种有效治疗方法：通过腹部 4 至 5 个 5~10mm 的钥匙孔，利用胃本身一部分组织在胃和食管交界部位构建一个围脖，增强这一部位的屏障功能，建立一个人工的防范胃酸反流的阀门。同时，手术还可以修补纠正食管裂孔疝，从根本上解决反流性食管炎的结构缺陷。超过 95% 的患者术后生活质量可得到明显提高。

国内最早开展这一手术的医生，为北京大学人民医院的王秋生教授。仇明最早于 2000 年在上海长海医院为一位来自甘肃的病人进行了腹腔镜下手术抗反流手术，为上海市腹腔镜手术治疗反流性食管炎的首例。2001 年 4 月调到长征医院后，仇明继续钻研这一当时在国内还比较少见的腹腔镜手术。经过几年的研究与实践后，长征医院由普三科牵头，联合消化内科、神经内科、中医科、营养科和临床心理科多名专家，成立了难治性反流性食管炎诊疗中心，并被学组确定为培训基地，成为华东地区开展微创抗反流手术例数最多的医院。上海长海医院的李际辉、郑成竹和方国恩，中山大学附一院的谭敏等也是国内较早开展这一手术的专家级医生。

在软（内）镜方面的应用

前面提到的腹腔镜手术一般都属硬（内）镜，除此之外，腹腔镜技术还有一个分支——软（内）镜（软性材质制造，能弯曲）。以北京大学第一医院普外科冯秋实为代表，在软（内）镜方面主要推动胆道镜的发展——通过软镜进到胆道里，可以观察、取石和诊断。

冯秋实的老师张宝善是中国最先开展胆道镜手术的医生。冯秋实记得，那是在 1983 年前后，北大医院内镜中心的前身设在医院公用卫生间旁一个 10 平方米的小屋里。当时只有一根纤维胆道软镜，张宝善就带着冯秋实等人开展了相关手术。从 1985 年开始，张宝善教授不再做传统手术，只做内镜手术。冯秋实是从 1994 年开始专做内镜手术。张宝善退休后，冯秋实扛过了医院腹腔镜胆道软镜手术的大旗。

如今，内镜中心在全国的大医院基本都已经设立，北大医院内镜中心与众不同的是，不设在消化科，而设在外科，是外科医生在做胆道镜。冯秋实从自己的经历感到，外科医生出身的人转到腹腔镜的内镜领域优势比较明显。相比于内科医生，外科医生因为有外科知识，开过刀，对腹部解剖更熟悉，思路比较开阔，处理手段较多，同时对适应症把握得比较好。从整体上看，外科医生拿起软（内）镜，技术水平发展更快。

采用软（内）镜进行手术的原发性肝内胆管结石病人，与胃肠肿瘤等病人相比，一般是卫生条件和营养条件都不好的人，他们经济条件不富裕，个人免疫力弱，容易患肝内结石病。此种病相对胆囊结石，手术费用高，恢复慢。以前对于此类病患，只能开刀做手术；而有些病人不能开刀，有了胆道镜技术，帮助病人解决了大问题。另外，胆道镜还能解决传统手术残余的结石。从这个意义上来说，一根胆道镜不仅能够为病人解决问题，还能为外科医生解决困境。现在胆总管结石 80% 以上的手术都是通过胆道镜完成的，具体在北大医院，冯秋实他们每年做 800 到 1000 例（次）的胆道镜手术，在全国属于例数最多的医院之一，病人来自全国各地。

在软（内）镜培训方面分两条线，一是内科医生的培训，二是外科医生的培训。外科系统的培训，近两年比较多。胆道镜培训由

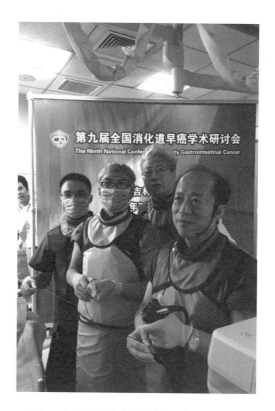

北京大学第一医院冯秋实教授（右一）

中国医师协会胆道专业外科委员会在运作，每年都有 12 期区域性的培训，在全国不同的省市进行，少的时候学员为 50 人左右，多的时候有 100 人左右，冯秋实在这些培训班里多次担任培训教师。

高新技术的推波助澜

自从学组在嘉峪关召开首届腹腔镜与内镜外科新技术与新手术演示研讨会议之后，中国的外科可谓经历了非常大的变化——从几乎全部是开腹手术，到被誉为"第二次医学革命"的腹腔镜手术的大幅增加。在这一发展过程中，有三个方面起到了重要的推动作用。郑民华在 2010 年发表的《中国腹腔镜外科的现状与进展》一文中写道，由于微创理念的发展，腹腔镜手术发展的趋势往往由以下三个因素决定：（1）技术决定论（technique driven）：如胃肠肿瘤手术的腹腔镜手术，需要通过一系列关键技术的建立才能获得顺利开展；（2）术式决定论（procedure driven）：如胃癌手术的 D2 根治术成为金标准手术，需要一个标准化的受到普遍认可的规约加以引导与规范；（3）市场引导型（market driven）：由于微创技术的发展，对于有前途的术式，厂商投巨资开拓、引导方向，如减肥手术、疝手术、单孔手术、经自然孔的手术、机器人手术、外科治疗 2 型糖尿病等。

在市场引导方面，全球各大腹腔镜设备厂商起到了关键作用。2001 年，强生公司推出拥有更简便的用户使用界面的 GEN04，逐步被全国外科医生所广泛应用；2004 年，强生公司推出的

ENDOPATH® XCEL™ 无刀微创穿刺器，为外科医生的手术操作提供了更广阔的视角。2007 年全高清内窥镜摄像系统上市，将微创外科手术推向全高清时代；KARL STORZ 公司的 IMAGE 1 HUB HD 的问世，使其成为全球首家推出全高清摄像头的企业。2008 年，KARL STORZ 公司将 IMAGE 1 HUB HD 引入中国，给中国微创领域带来历史性的技术变革，将全高清画面呈现在外科医生面前；2010 年，KARL STORZ 公司具备整合的影像记录功能的全高清设备（IMAGE1 HD with ICM）上市，为培训及教育带来福音。奥林巴斯公司于 2008 年推出 HD Endoeye I，2010 年推出 CHF-V 电子胆道镜。

2010 年 8 月，学组在苏州举办全国会议，该次会议中的一大热点关注就是高清图像的现场演示与远程转播。很多医院的微创中心都希望通过加强对高清图像技术的应用，全面普及以 1080p 为标准的高清图像。当时，全球大多数微创外科手术设备厂商的产品中，已经拥有 DVI、HD-SDI 等全高清数字视频输出端口，能以全高清的形式播放整个手术过程，其播放视频所能达到的最高分辨率为 1920×1080；配合使用大尺寸液晶屏幕或高清投影仪，可以轻松实现 50 英寸甚至 100 英寸以上的大画面显示，便于手术医生看清患者体内中的每一处细微结构。高清图像在腹腔镜技术的应用，将使手术演示、远程培训等以更高的影像质量进行，这更加有利于腹腔镜手术的推广与学习。结合网络的使用，不仅是手术室里的每一位医生、护士和学生，远在千里之外的学习者都能身临其境地感受到腹腔镜技术的细致与精湛。

腹腔镜技术的快速发展，推动了外科向更加微创和更加美容的方向发展，无瘢痕手术的探索应运而生。经自然孔道内镜外科手

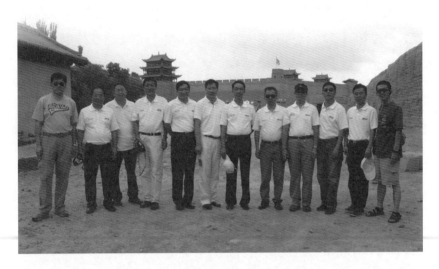

2010 年，郑民华（右五）、仇明（左四）等十年后重访嘉峪关

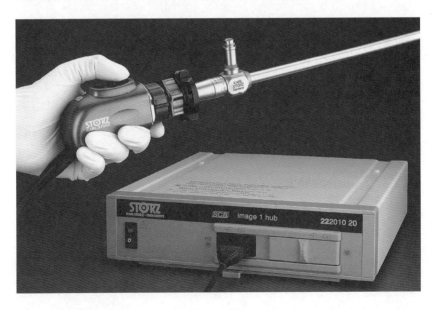

KARL STORZ 公司的 IMAGE1 HUB HD

术（natural orifice transluminal endoscopic surgery，NOTES）是当时出现的新概念和新技术，该类手术经身体的自然孔道置入软性内镜，通过切口经内镜潜道置入操作器械，进行消化道壁外手术；其基本理念是减少或隐藏手术瘢痕，减轻术后疼痛，促进术后康复等。NOTES 手术的世界首例动物实验于 2002 年由印度的 Reddy 和 Rao 医生完成，两人成功对动物实施经胃阑尾切除术。2004 年 Reddy 和 Rao 为 1 例男性病人实施了经胃的阑尾切除。2005 年 7 月，美国胃肠内镜外科医师协会及美国胃肠内镜协会（American Society of Gastrointestinal Endoscopy，ASGE）的 14 位腹腔镜外科专家和内镜专家在纽约举行会议，在共同探讨 NOTES 技术的现状及发展后，考虑到 NOTES 技术本身的跨学科特性，成立了自然孔道外科技术评估及研究协会（Natural Orifice Surgery Consortium for Assessment and Research，NOSCAR），以协调 NOTES 的发展及确保 NOTES 在临床中的安全应用。2006 年 3 月，NOSCAR 举行了第一次会议，起草并发表了关于 NOTES 发展的白皮书。

中国于 2008 年开始进行 NOTES 手术的探索。2009 年在厦门举办的第九届亚太腹腔镜与内镜大会上，法国斯特拉斯堡大学医院的学者对 NOTES 技术进行了全面介绍。2007 年 4 月 2 日，他们完成了世界首例临床腹部无瘢痕经阴道腔镜胆囊切除术，术中经阴道置入标准的双腔视频胃镜和内镜器械，为 1 位 30 岁女性胆囊结石病人施行了胆囊切除术。术者除在脐部插入气腹针维持气腹外，腹部无任何手术切口。NOTES 手术的意义在于减轻或无手术后疼痛，美容效果理想，而且因为未在体表造成创伤而带给患者良好的心理感觉。2007 年后，NOTES 手术在发达国家的临床应用中越来越广泛，经胃胆囊切除，经阴道的胃部分切除、肾脏部分切除及经阴道经直肠的乙状结肠切除等各种手术报道层出不穷。

2009 年前后，中国微创外科还经历了从多孔腹腔镜手术向单孔腹腔镜手术的开拓。单孔手术主要是指经脐单孔腹腔镜手术。单孔腹腔镜手术脐部切口长约 10mm~20mm，因脐部皮肤皱褶可以遮盖切口，从而达到无瘢痕手术的目的，具有令人满意的美容效果。与 NOTES 相比，单孔腹腔镜手术的优点还包括手术环境相对无菌，可利用现有器械，学习时间短等；此外，因切口减少可能带来的潜在优势包括：术后疼痛减少、快速康复，戳孔损伤、戳孔疝和戳孔感染发生几率减少等。凭借以上优势，单孔腹腔镜手术已在胆囊切除术、胃底折叠术、阑尾切除术、减肥手术和结肠切除术等领域占据一席之地。该术式虽然在 2009 年前后尚处于探索阶段，但因为其美容效果明显，成为当时最具可行性的"无瘢痕"技术。不过，单孔手术也存在一些劣势：须严格把握其适应症，手术难度较高并导致手术时间延长（个人通过加快学习曲线能够在一定程度上有所弥补），另外关键的一点是要依赖器械的设计和进步。一些医院主张在技术更成熟后，在手术的安全性及肿瘤治疗中的安全性得到充分证实后，再逐步开展单孔手术。

美国 Drexel 大学医学院是最早一批开展单孔腹腔镜手术的医院，于 2007 年 5 月由 Podolsky 等人完成了世界第一例无任何辅助戳孔的完全经脐单孔腹腔镜胆囊切除术，他们将此技术命名为单通道手术（singleport access，SPA），并且已经成为 Drexel 大学的商标。一些参与开发单孔腹腔镜器械的工业公司也对这项技术进行命名。如 Covidien 公司称之为单切口腹腔镜手术（singleincision laparoscopic surgery）；强生内镜外科（ethicon endoSurgery），称之为单部位腹腔镜（singlesite laparoscopy）。

中国经脐单孔腹腔镜技术的起步略晚于欧美，但是发展迅速。2008 年 5 月 28 日，首都医科大学附属北京友谊医院普外科的张忠涛为一位伴有慢性胆囊炎的 25 岁女性胆囊结石患者成功实施了经脐单孔腹腔镜胆囊切除术。这是国内第一例无任何辅助戳孔的完全经脐单孔腹腔镜手术，代表着中国有单孔腹腔镜技术方面的创新。张忠涛随后发表了国内第一篇运用此术式的文章。张忠涛完成的此例手术，采用自行设计的三通道防漏气手术装置，使用 Covidien auto-suture 系列腹腔镜器械，术中根据操作需要将其形成不同弯曲角度完成手术操作，应用较为方便，实现了微创和美容相结合的目的。到 2011 年，张忠涛及其团队实施的经脐单孔腹腔镜胆囊切除术已逾百例。

2008 年 11 月，胡三元完成了经脐单孔腹腔镜胆囊切除术，历时 120 分钟，手术取得成功。一般腹腔镜手术只要 30 至 40 分钟即可完成，胡三元称这是医生自找"麻烦"，但是对于这样的"麻烦"，他从来没有觉得费事。

"手术后第二天我去查房，发现这位单孔腹腔镜病人遭到了病人们的'围观'，大家纷纷表示非常羡慕，还要推荐他们可能需要做手术的亲戚朋友来。单孔腹腔镜手术意味着需要将内窥镜和手术器械都由一个孔进出，操作空间狭窄，器械多了在一起难免'打架'，难度不言而喻。但只要病人满意，能提高病人的生活质量，我们的'麻烦'根本不值一提。腹腔镜技术本来就是创新的产物，在实践过程中我们必须不断挑战和突破新领域。"

正是病人的认可，胡三元更加坚定了推广经脐单孔腹腔镜手术的决心。作为一门新技术，腹腔镜手术须往腹腔内充入适量的二氧化碳，在其中形成一定的操作空间，这就需要一个装置来保证体内气体不会外泄。此时，国际上虽然有此类路入装置，但是国内尚未引进，并且价格昂贵，要6000到1万元。为了解决燃眉之急，胡三元多次试验，自行设计研发了经脐单孔腹腔镜手术入路装置，令人意想不到的是，该装置是用最简单的无菌手套改良制成，气密性好，成本低廉，非常简便实用，轻而易举地解决了一大难题。此外，为了解决单孔腹腔镜视野受限的问题，胡三元又发明设计了可弯曲腹腔镜、加长可弯曲腹腔镜器械等一系列手术器材。

经脐单孔腹腔镜术的实现，使我国腹腔镜手术在精细化和微创化上又迈进了一大步。该手术在达到美容的同时，大大降低了与切口相关的并发症发生率，比如切口疝、切口感染等；术后疼痛轻微，减少了术中、术后麻醉药物及镇痛药物的用量；术后恢复快，住院时间短，住院费用减少，一般患者可于术后第二天出院。随后，为了降低该技术手术难度，扩大技术应用适应症，胡三元又将经脐单孔腹腔镜手术与悬吊式腹腔镜相结合，开展了国际领先水平的悬吊式经脐单孔腹腔镜技术。

2009年8月1日，在中华医学会外科学分会腹腔镜与内镜外科学组的领导下，中国经自然孔道内镜外科研究小组（简称CNOTES）成立，标志着中国外科医生积极探索NOTES技术的开始。

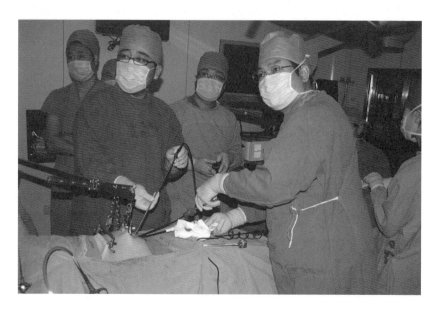

2009年6月齐鲁医院胡三元（右一）演示行悬吊免气腹经脐单孔腹腔镜胆囊切除术

在 CNOTES 的组织和倡导下，国内的腹腔镜外科医生纷纷开展经脐单孔腹腔镜手术，包括北京、上海、广州、浙江、四川、云南、贵州、江西、山东、辽宁、河南、福建、湖北等地。手术种类以腹腔镜胆囊切除为主，还包括肝囊肿开窗术、疝修补术等。广医附一院于 2009 年 8 月 30 日举办全国单通道腹腔镜手术演示研讨会。2009 年 9 月 CNOTES 在上海主办了国内首次单孔腹腔镜手术研讨会，展示了中国单孔腹腔镜手术的最新成果。2009 年 12 月，刘荣完成 301 医院的首例单孔腹腔镜肝脏切除手术。

随着单孔腹腔镜技术的兴起，哈医大附属第一医院的许军教授也在 2009 年把目光转向了这一术式。经过不断的探索和团队间的磨合，团队完成多种单切口术式，包括单孔腹腔镜胆囊切除术、单孔腹腔镜胃癌 D2 根治术等，其中单孔腹腔镜十二指肠乳头切除术、单孔腹腔镜贲门周围血管离断术联合脾切除术等为国内首例。在十二指肠乳头部肿物治疗的尝试中，许军教授认识到，十二指肠乳头良性肿物或者早期良恶交界性肿物应用传统胰十二指肠切除术创伤巨大、并发症多，此时，国外两篇文献中报道了 3 例腹腔镜下完成十二指肠乳头局部切除的病例。许军教授仔细研究文献并结合自身经验后，果断尝试应用此术式。事实证明，腹腔镜十二指肠乳头切除术和单孔十二指肠乳头切除术不仅祛除了肿物，而且减少了创伤、降低了住院时间、提高了患者满意度，收到了良好的效果。

在确保治疗安全性和有效性的前提下，尽可能减少手术创伤是所有外科医生的追求，也是外科学的发展方向。近 20 年来，腹腔镜手术发展迅速，几乎涉及了腹腔内所有脏器；腹腔所有脏器的病变均可通过腹腔镜完成。同时腹腔镜手术取得了开腹手术无法比拟的微创效果（以腹腔镜胆囊切除术为例，术后第一天甚至当天即可出院）。但是，腹腔镜手术至今仍不可能完全取代开腹手术，两者必将长期共存。同样，单孔腹腔镜技术是腹腔镜不断向微创方向发展的产物，是 NOTES 范畴内现阶段最可行的技术。单孔手术随着器械设备的进步，必将在腹腔镜手术中占有一定地位。

不过，对于单孔腔镜手术，很多医生也认识到其存在一定弊端，在同一孔内的各种器械很有可能在手术中互相交叉——这就如同人们在拿筷子时，两根筷子有时会碰擦在一起。在进行此类手术时必须注意其手术适应症，主要以良性疾病为主，同时其病灶体积并不能太大等。因此，现阶段单孔腹腔镜手术应当有较严格的适应症，包括腹腔内的良性病变（包括胆囊结石、胆囊息肉、肝血管瘤、肝囊肿、肝囊腺瘤、脾脏良性肿瘤等）、胃肠道早期肿瘤（包括间质瘤）以及减肥手术等。

在 2000 年—2010 年期间，由于新器械不断引入，腹腔镜开始向一些高难度手术推进。瑞金医院就完成过多例这样的手术，由于手术效果非常好，越来越多患有疑难杂症的病人前来微创中心求助，他们或患多脏器疾病，或是高龄病人，年龄最高的为 95 岁。

2006 年，郑民华收治了一位身患强直性脊柱炎几十年的老年男性患者，这位病人平日难以正常站立及平躺，同时患有直肠癌，肿瘤占据了肠腔一圈。这位病人前往许多医院寻求诊治时，都被医生以"腹腔空间太小、人无法躺平"等理由拒绝，他抱着最后的希望找到郑民华。郑民华通过与麻醉科、骨科、手术室等科室的合作，硬是闯过难关，最终使手术获得成功。

2007 年 7 月，郑民华为 55 岁的患者赵先生同时切除了直肠癌

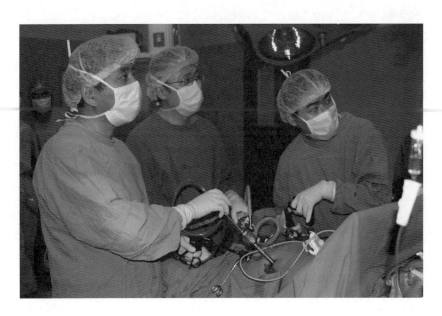

2007 年郑民华教授（左一）手术中

和胃癌两处原发性恶性肿瘤。当这位病人来到瑞金医院时，由于其两个肿瘤分别处于上腹部和盆腔，令医生感到很难进行手术。按照传统方法，要想一次解决两个肿瘤，就会造成巨大的手术切口和创伤，因为切口将从身体的剑突下一直延伸到耻骨上，几乎纵贯整个躯干，这一方案势必引起患者的顾虑。如果分两次手术切除肿瘤，虽然创伤减小了，但在两次手术的间隔时间内，另一个肿瘤仍将不受节制地继续生长，这就会延误治疗时机。

郑民华与团队成员们经过讨论，决定使用腹腔镜方法，通过同一个入径，一次性切除两个肿瘤。他们通过 5 个 0.5cm~1cm 的戳孔，利用腹腔镜镜头视角的变换，就能够对上腹部的胃癌和盆腔里的直肠癌一览无余，继而通过操作器械的角度变换，超声刀在微创外科医师手里"南征北战"，4 个小时的手术时间内将"一上一下"两处肿瘤根治性切除。手术中，除了 5 个戳孔外，患者腹部只有一条 5cm 左右的小切口，供肿瘤取出时使用。手术中的出血也极少，术后患者没有使用止痛药物，13 天后就痊愈出院。通过腹腔镜手术同时切除两处消化道原发性肿瘤，在国内外文献上均未见报道，郑民华及其团队完成的这一例可能为世界首例，让"钥匙孔"手术显示出其独特威力。

香港腹腔镜专家医生的传帮带

在华山医院的姚琪远去香港学习的那一年，上海市仁济医院的钟鸣也去了香港参加腹腔镜培训班，学习腹腔镜胆囊、结直肠手术的技术。由于他的外科专业主要为结直肠，因此将结直肠作为自己微创手术的主攻方向。学习回来后，基于种种原因没有立即开展手术，而是于2003年1月24日下午做了仁济医院的第一例腹腔镜结直肠手术。手术虽然时间较长，但整个过程还比较顺利，病人住了8天院就出院了。这次手术的成功，让钟鸣和整个科室都看到了腹腔镜结直肠手术的前景。不过，他在最初的两三年里也经历了过一些困惑和彷徨。

"2003年—2005年，这两三年做得很苦闷，一年只做10例病人，第一例做了4个小时，第二例做了6个小时，现在完成一个同样的手术只需90分钟。当时我们做手术时，都是和好几个医生一起做，很不容易。苦闷的时候，哪怕是同道医生的一句鼓励就能化解心中的郁闷；我还会写写文章，记得有一篇短文名为《坚定信念，执着追求》。当时医院里有各种非议、批评、质疑，自己内心也有些彷徨。但是我相信微创手术的前景，虽然我学习微创手术的时间较晚，但是从一开始我就发现，腹腔镜能让外科医生模仿力强的优势得到更好发挥，就拿我自己来说，只要我能看到别的医生是如何做手术的，我就一定能模仿出来，甚至做得更好；而腹腔镜技术能提供清晰的手术录像。以前我们做手术时，神经是几乎看不见的，只能看到血管；而现在通过腹腔镜的高清屏幕，血管上的小血管，旁边的神经、淋巴管都可以看到。"

1996年前后，内地一些大医院得到了包括香港基督教联合医院、那打素东区医院等公立医院的帮助，其中有五位医生做出的贡献引人注目，即在基督教联合医院任职、均当选过 ELSA 主席的郭宝贤和李家桦，香港中文大学威尔士亲王医院的院长钟尚志（他们三位被广东腹腔镜届的一些医生称为"香港三剑侠"），以及黎卓先、霍文逊（霍英东之子）。现任中山大学附属第一医院微创外科主任的谭敏，曾于 1996 年去香港学习，师从郭宝贤。当时郭宝贤的腹腔镜专业领域为胃肠外科，后来几年力推疝修补手术。这五位外科及腹腔镜专家都是香港公立医院的医生，无私地为内地许多家医院提供帮助长达 10 多年。他们中大都受聘担任过中山大学医学院以及瑞金医院的客座教授或副教授。

去香港学习的经历让谭敏终身难忘。他非常钦佩两位导师高明的医术，但更钦佩他们的为人。让他感动的是，尽管他那时是带薪在香港学习，李家桦还是主动帮他争取到一些生活补助。白天他在医院里勤奋地观摩与学习各种手术，晚上就住在值班医生的小房间里，思考当天的手术内容，翻看有关资料。想起当年在香港的半年学习生活，谭敏回忆道：

"那时我就住在医院值班医生的房间里，房间里没有电视，我晚上就看腹腔镜资料，和听听在夜市上买来的一个小收音机。我还把李家桦帮我争取到的生活费省了下来，做了两件事。一是去观塘买了几箱空白录像带，请那打素东区医院负责录制李家桦手术的医生，帮我翻制录像。最后我离开香港回广州时，带了整整 6 箱录像带，在香港海关接受检查，等了 3 个多小时。这 6 箱录像带为我日后做手术和讲座打下了宝贵的基础，因为那时候有很多微创手术内地还做不了。二是我在香港的第二年，即1997年的一次医疗器械展览会上，花了两万多港币买下了一把持针钳和一把辅助持针器，我记得应该是KARL STORZ公司生产的，这对器械我带回医院后，在手术室里用了很多年。"

那时，去香港学习的医生包括护士还有很多。谭敏所在医院也曾派出两名护士去那打素东区医院学习，接受了系统培训，回来后不仅为医院的微创手术提供高质量服务，也成为"香港三剑侠"在广东做手术的专用护士。佛山市第一人民医院的苏树英也曾于1998年师从郭宝贤和李家桦，回院后和同道医生一起，率先在佛山市成功施行了第一例腹腔镜下大肠癌根治术和腹腔镜下脾切除术，并逐渐熟练掌握腹腔镜的各种手术，包括腹腔镜下肝部分切除、脾切除、胆总管切开取石，结直肠癌根治术及各种急腹症的腹腔镜诊断与治疗。

2000年前后，"香港三剑侠"常常应邀到广州做手术演示，广州这边也常常转播他们在香港的手术，供医生学习。那几年谭敏以广东省医学会微创外科学分会的名义，几乎每个季度都会请奥林巴斯公司帮忙转播李家桦等医生在香港的手术，每次都会组织四五十名医生观看转播，为广东省医院的微创技术水平在全国一直保持领先地位打下基础。

2000年4月—5月，武汉协和医院的陶凯雄和内地其他10位医生，包括徐大华、杜燕夫、钟鸣、裴正军、吴丹等，一起赴香港参加亚太地区微创外科培训班。对于这次颇有收获的香港腹腔镜之旅，陶凯雄回忆道：

"在香港学习一月余，我们分别在基督教联合医院郭宝贤教授、香港中文大学陈志伟教授、沙田那打苏尤德夫人医院李家桦教授等的微创外科培训中心进行理论课的学习、器械模拟培训以及进手术室现场观摩手术，这让我们的眼界开阔了很多。在那里，我们受到了微创理念的熏陶，接受了腹腔镜外科技术基本技能的培训，如镜下夹持、缝合、打结等基本操作以及超声刀等能量设备的使用等。我印象很深的是，在香港见到了很多腹腔镜手术种类，如腹腔镜胃部分切除术（当时香港做标准的腹腔镜胃癌根治术很少）、腹腔镜结直肠癌根治术、腹腔镜下胆囊切除加胆总管切开取石 T 置入引流术（LCBDE）、腹腔镜下脾脏切除术、腹腔镜下腹股沟疝修补术等。

在香港学习的一个月时间里，大家都非常用功、勤奋。由于当时没有如今这么丰富的传播媒介，为了保留手术视频日后继续学习，我记得当时花了 4700 港币买了一个索尼的卡带式摄像机，录制了在三家医院学习时观摩的手术，录制了近 10 盒带子。回到医院后，我记得自己还复制过几份，寄给了徐大华、杜燕夫、钟鸣和裘正军等教授。我回到协和医院后做的第一例 LCBDE、第一例腹腔镜脾切除术、腹腔镜腹股沟疝修补术等，都是反复观看了在香港录制的手术录像后完成的。"

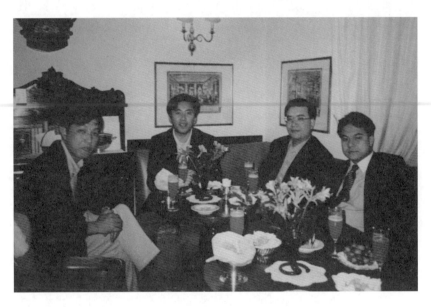

郑民华（左二）与蒙家兴（右二）、郭宝贤（右一）合影。

培训学习与国际交流

腹腔镜技术在中国大发展的 10 年，其中一个最大的推动力是培训工作在全国如火如荼的开展。各大医院都起到了积极带头作用。20 世纪 90 年代，这些医院办班的形式大都是科研成果交流、新技术新方法推广、专家演示，然后学员操作训练。进入 21 世纪，这些医院站在了更高层面上规划和设计培训内容。2008 年，瑞金医院与强生（上海）医疗器械有限公司合作成立了全国首家非营利性医学专业继续教育培训推广平台——大中华结直肠腔镜外科学院（Greater China Laparoscopic Colorectal Institute），以直肠为教学特色，配备资深教授，向全国提供全方位培训，包括课程、年度分会、开设网站等。这一学院的成立强有力地推动了中国微创外科、特别是中国腹腔镜结直肠手术的发展。

瑞金医院创立的另一个全国性学习体系是中国内镜外科培训体系（CETF），采取走出去的方式到全国各地去办学。最开始对具有腹腔镜内镜初步经验的医师进行继续教育培训，后几年培训的就不再仅仅是医生，而扩展到腹腔镜团队成员，包括麻醉师、手术护士和病房护士，以取得更好的培训效果。CETF 的专家来自全世界，他们将全球最新的腹腔镜外科进展情况与新技术、新方法传播到国内各医院。

自 2003 年起，浙江省人民医院，每年都举办或承办微创外科学术会议；自 2005 年起，为浙江省医学会微创外科分会承办每年学术会议或同时举办国际学术会议。院长叶再元是微创外科分会主席、内镜（腔镜）质量控制中心主任。王跃东是医院微创外科主任、内镜（腔镜）质量控制中心常务副主任、内镜诊疗技术培训基地主任。叶再元和王跃东为这些会议付出了大量心血，这些会议都积极推动和促进了浙江地区腹腔镜微创外科的发展。

广西人民医院于 2003 年成立腹腔镜内镜培训基地，随后通过了原卫生部内镜专业技术培训基地的评审验收，至 2016 年已成功举办38 届培训班，共计培训学员 1200 余人。2006 年 5 月 25 日，广西腹腔镜内镜外科学组成立，为广西微创手术开展、推广及学术交流提供了良好的平台。2010 年，广西壮族自治区党委在人民医院设立了特聘专家岗，郑民华受聘为广西首批特聘岗专家之一，提升了医院乃至广西微创外科在国内外的学术地位和核心竞争力。

在第三军医大学西南医院，国内多家大医院的业务骨干都来过该科进修腹腔镜胃癌手术。余佩武及其团队发表的论文《腹腔镜辅助胃癌根治术 105 例》获得 2008 年中国外科百篇最具影响力论文，余佩武主编的我国首部《腹腔镜胃癌手术学》和"十一五"国家重点音像教材《腹腔镜胃癌 D2 根治术》填补了国内空白。同时，全国各地很多病人也纷纷慕名而来，医院甚至吸引了美国、新加坡等国的胃癌患者。

2005 年，余佩武及其团队举办了第一届全国腹腔镜胃癌手术学习班，全国各大医院的骨干前来参加培训。如今培训班已经连续举办 8 届，并已成为国家医学继续教育项目，培训全国学员 3000 余名。2008 年，余佩武所在科室的腹腔镜胃癌手术临床技术的建立及应用研究获得全军医疗成果一等奖。

从 2000 年以来，各大医院去国外学习和交流的机会越来越多，包括上海华山医院、广州华侨医院、浙江邵逸夫医院、西南医院等。2005 年年底，余佩武受邀到日本参加国际腔镜胃癌大会，代表中国向世界介绍腹腔镜胃癌手术在中国的发展。与其他国家和地区介绍的胃癌手术不同的是，余佩武及其团队所完成的 127 例手术中有 107 例都是进展期胃癌，这引起了整个会场的轰动。

从 2005 年左右开始，中国腹腔镜在结直肠、胃癌等领域技术已经日渐成熟，在亚洲甚至在世界上都处于领先水平。2005 年 9 月中旬，郑民华出席了在泰国举行的"第十五届亚洲外科会议暨第三十届泰国皇家外科年会"，与会者近 2000 人，汇集了亚洲各国著名的外科医生，包括来自欧美的 100 多位外科专家。作为大会特邀的国际顾问组成员、大会主持人之一，郑民华进行了精彩的专题发言，并重点介绍了结直肠癌根治术在瑞金医院的开展情况。他向与会者介绍，日趋成熟的腹腔镜结直肠癌根治术具有视野清晰、出血少、清扫范围彻底、创伤小、恢复快、并发症少等优点，此时瑞金医院已经成功完成了 600 余名患者的手术。2006 年 2 月，刘国礼前往印度参加了在班加罗尔举办的第七届胃肠内镜国际会议。

在这次会议上，郑民华还率领其手术团队为与会者进行了现场手术演示——对一位进展期直肠癌并部分侵犯膀胱的 52 岁泰国男性患者，施行了腹腔镜下超低位直肠前切除术，同时切除部分膀胱壁。在 2000 多位专家的注视下，历时 2 小时 15 分钟的手术干净利落，陆爱国、胡伟国等医生进行了精彩娴熟的配合，手术近乎完美，博得了与会者的高度评价。这是我国大陆地区微创外科专家首次在国际性大型会议上进行手术演示，代表着处于国内领先地位的瑞金医院微创外科已经率先走出国门，在世界范围内被同

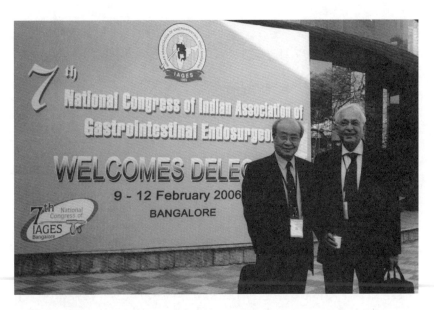

刘国礼教授（左一）与 Udwadia 教授（右一）在印度班加罗尔国际会议上

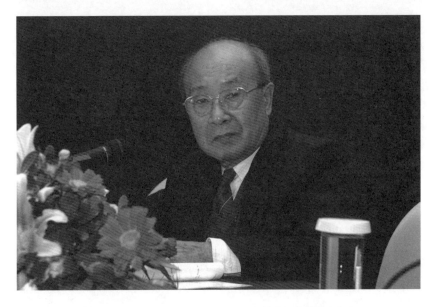

已故前学组组长刘国礼教授在 2004 年 12 月 2 日召开的国际腹腔镜会议上

行所认可。

2005 年 11 月 17 日—20 日，郑民华在印度举行的第六届国际腹腔镜消化道手术现场工作坊期间进行手术演示，并受到印度卫生部长接见。郑民华完成了当地首次的腹腔镜结肠肿瘤切除术，手术同时实况转播给当地的住院医师进行观摩。

2006 年 11 月，郑民华又来到腹腔镜微创手术发源地，也是他最初学习腹腔镜手术的法国，出席"腹腔镜与肿瘤世界会议"，他的报告及远程手术直播，令当年的老师及同行感到骄傲。

2009 年 11 月 4 日—6 日，亚太腹腔镜与内镜外科大会（第九届）首次在中国厦门举办。这是由 ELSA 授权，中华医学会外科学会腹腔镜与内镜外科学组、瑞金医院、上海市微创外科临床医学中心共同主办。在这次大会上，郑民华当选为新一届亚太腹腔镜与内镜外科医师协会主席，这标志着中国在微创外科方面达到亚洲乃至世界水平。在这次大会上，关于腹腔镜的一项新技术，即单孔腹腔镜技术，进行了各种形式的交流多达 30 次以上。本次会议的讨论内容除了以往较多见的胆道手术外，更多的是关注于胃肠、疝、肝脏等普外科多个领域。

至 2010 年，瑞金医院微创外科团队出席国际手术演示 10 余次，国内外重大学术会议 100 余次，包括第五至第十三届世界内镜外科会议、日本腹腔镜与内镜外科年会、第八至第十二届 ELSA 年会、印度胃肠内镜外科年会、韩国腹腔镜结直肠手术国际学术研讨会、英国皇家爱丁堡外科医学院及香港外科医学院联合科学会议等。郑民华先后率团到日本 AETF 培训中心、法国 IRCARD、印度 GEM 医院、印度 Global 医院、泰国 RAMATHIBODI 医院、香港中文大

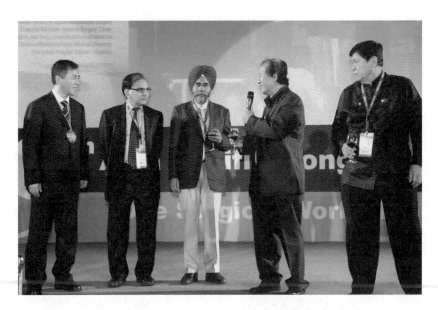

2009 年的 ELSA 会议上郑民华（左一）被选为主席，任期 2 年。

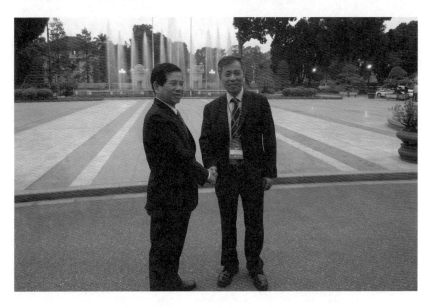

郑民华（右一）担任 ELSA 主席时，2010 年在河内受到越南国家主席（左一）接见

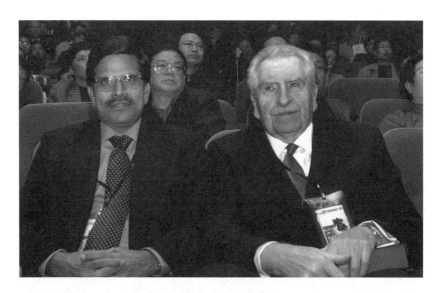

世界内镜外科联盟主席 Perisat 教授（右一）与印度的 Palanivelu 教授（左一）在 2004
年 12 月 2 日召开的国际腹腔镜会议上

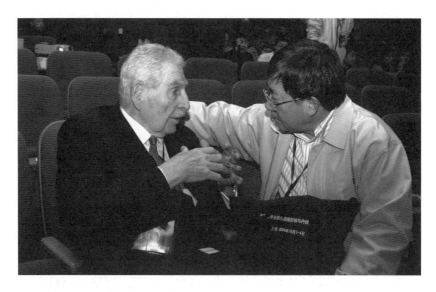

疝学组组长马松章教授（右一）与世界内镜外科联盟主席 Perisat 教授（左一）在 2004
年 12 月 2 日召开的国际腹腔镜会议上

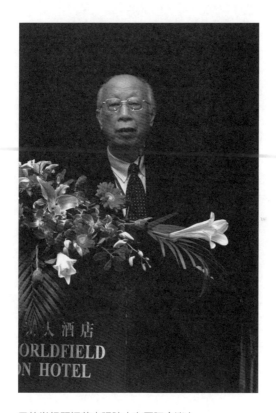

已故学组顾问黄志强院士在国际会议上

学医院、意大利比萨大学等进行手术演示，指导国外医师开展腹腔镜手术。在印度，郑民华受到印度卫生部长接见并被授予"突出贡献"奖。

2011

第三部分

中国腹腔镜外科跻身世界舞台

（2011—2016）

2016

从 1991 年 2 月中国大陆第一例腹腔镜手术起，到 2011 年时刚好是 20 年。经过 20 年的发展，中国外科手术微创化进程已不再停留在式的学习上，而是在手术的方法与效果、患者的选择和恢复等方面积累了大量经验，并开始进行更深入的探索。医学界已经达成共识，外科发展方向是微创手术，外科开始进入微创时代。这一年，全国各地陆续召开 20 周年纪念研讨会，并对各个专题进行总结。如中国医师协会于 2011 年 4 月 9 日在深圳召开了普通外科腹腔镜手术进展与 20 年经验研讨会；8 月 21 日在嘉峪关，甘肃省腹腔镜内镜外科学组主办了 2011 年微创外科新进展高峰论坛，主题之一为普外科腹腔镜手术 20 年经验的总结。

到了 2011 年前后，据统计，国内医学杂志上腹腔镜外科文章已经超过开放手术的文章。国内包括国际的交流日益增多，设备器械不断进步，病人普遍认识到微创手术的优势，这些都积极推进了各医院腹腔镜手术水平的提高。很多医院派出医生去国内有名的微创外科中心学习，得到了郑民华、黄昌明、李国新、胡三元、徐大华等微创外科界专家的亲身指导。

同时，很多医生发现，微创手术不仅可以给病人带来诸多益处，还可以大幅缩短各类外科手术的学习曲线，因为全高清设备可以非常清晰地将手术过程显示并记录下来——这是开腹式手术做不到的。某些腹腔镜器械如超声刀和腹腔镜切割缝合器，以及某些腹腔镜理念如精准解剖、中间入路解剖等都被借鉴到开放手术中。

这种腹腔镜手术对开放手术的反哺作用，更增加了普通外科各亚专科医师学习腹腔镜手术的热情，推动了整个微创外科的进一步发展。因此，在多方面的推动下，腹腔镜手术在全国开展得如火如荼。许多医院都在全面常规开展微创外科手术，努力提高微创手术的比例，并发展自己的特色类手术，将腹腔镜技术在亚专科上进行更为精细的提高。

各地医院进入加速发展期

在 2011 年—2016 年间，此前腹腔镜基础好的医院厚积薄发，如上海瑞金医院、北京协和医院、北京友谊医院、解放军 301 医院、山东齐鲁医院、福建协和医院、四川华西医院、广州南方医院、上海中山医院、江苏省人民医院、中山医科大学附一院等，继续引领微创各领域的前沿技术。还有一些此前步伐相对较慢的医院，借助腹腔镜器械和技术的进步，加快了发展步伐，实现快速飞跃。

上海瑞金医院。 在瑞金医院，郑民华带领的上海市微创外科临床医学中心进行了多项术式改进与创新，在过去 10 年已经取得丰硕成果的基础上，向着国际领先的临床医学科研中心的目标稳步迈进。

该中心在不断完善硬件诊疗设施、拓展临床治疗技术、提高基础科研的力度与深度，以及扩大国际国内影响力等方面加大了投入，并切实解决了患者看病难、看病贵的问题，努力提高社会卫生资源利用率，开创出了微创外科治疗的新天地。

该中心在郑民华的带领下，在手术技术的规范与创新方面继续保持活力，屡屡取得突破。2011 年，由郑民华、陆爱国、冯波、马君俊、宗雅萍、王明亮、李健文和胡伟国完成的《微创超低位直肠保肛手术关键技术的建立与临床》，获上海市医学会颁发的上海市医学科技奖二等奖；2012 年，由郑民华及团队成员完成的《腹腔镜结直肠癌手术关键技术的建立与临床应用》获中华医学会主办的中华医学科技奖二等奖。2015 年，郑民华及其团队，在全国率先创新实践头侧中间入路腹腔镜直肠癌根治术的手术方式，以解决腹腔镜下直肠癌根治术传统中间入路时可能遇到的难点问题。2015 年 9 月，在中华医学会外科学分会主办的 2015 中国外科周上，郑民华做主题演讲，向全国推广介绍这一全新术式并获得热烈反响。《中华胃肠外科杂志》2015 年第 8 期第 18 卷专题报道了这一全新术式，

2016 年 2 月，微创中心从原市政分部搬回总院综合新大楼，成立了新的胃肠外科及微创外科临床医学中心，微创中心开始新的"启航"。郑民华提出"微创外科 PLUS"的理念，以患者为中心，以微创技术作为平台，以胃肠道疾病作为主攻方向。同时改革原有的微创外科培训班模式，成立"微创外科 PLUS 精工坊"，每月定期开展面向全国乃至亚洲的学习班。并在 6 月的"精工坊"活动中率先在国际上进行了 3D 腹腔镜胃癌及肠癌手术的 VR 手术直播。

该中心经过 10 余年的积累，一批充满活力的中青年骨干也开始

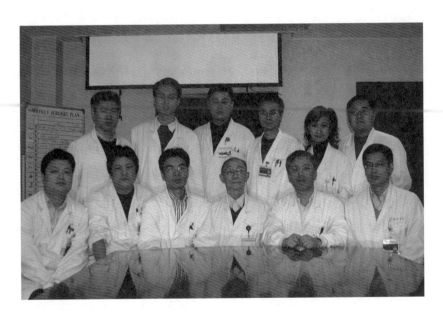

上海市微创外科临床医学中心团队成员

崭露头角。冯波自 2001 年师从郑民华学习腹腔镜手术。2011 年以来，腹腔镜胃肠肿瘤手术在瑞金医院获得全面推广。在郑民华的指导下，冯波从助手成长为主刀医生，其间发展建立了更多关键技术，2012 年建立了中间入路腹腔镜结肠癌完整结肠系膜切除术（CME）、完全与联合中间入路解剖法、"翻页式"解剖法、经腹腔途径腹腔镜直视下提肛肌个性化切除等关键技术，使得手术更微创、更精准。大中华结直肠腔镜外科学院以及全国胃肠肿瘤大师培训平台（CATP）组织了手术视频大赛，促进了年轻医生手术技术的精进。冯波获得 2014 年度全国腹腔镜结直肠手术达人赛一等奖、2014 全国腹腔镜结直肠手术功夫剧场大赛二等奖等奖项。在 2013 年举办的中华医学会首届"腹腔镜结直肠大赛"，该中心的马君俊获得华东赛区一等奖，他还在 2014 年中华医学会中青年胃肠肿瘤外科优秀手术视频中，获得总决赛第一名；2015 年在 CATP 全国腹腔镜胃肠手术决赛中获得总冠军。

提起导师郑民华，微创中心的中青年医生都满怀感激，2000 年开始师从郑民华的臧潞就这样回忆道：

"2003 年恩师推荐我到法国尼斯大学 L'Archet II 医院消化外科担任外籍住院医师，学习腹腔镜结直肠癌手术技术，这一年的经历至今刻骨铭心，一年整整瘦了 20 公斤。2004 年，郑老师又引领我开展腹腔镜胃癌手术。经过 5 年腹腔镜胃癌手术的临床实践，我遇到一些问题和瓶颈；恰逢此时，2009 年，郑老师送我去世界腹腔镜胃癌手术的开拓者——北野正刚先生（Seigo Kitano）那里学习腹腔镜胃癌手术，随后又去了日本国立癌症中心。一年的游学，解答了自己心中困扰已久的问题。腹腔镜胃肠外科在中国这些年取得了多方面的进步，是由于郑老师和许多同道医生一直在引领技术的精进和理念的更新。中国腹腔镜胃肠外科已体现出自己鲜明的特色，例如腹腔镜胃癌手术的主刀左侧站位、以胰腺为中心、脾门淋巴清扫技术和 CLASS 展示的数据，这些都使得今天的我们在国际舞台上占有一席之地。"

上海中山医院。 在复旦大学附属中山医院（上海中山医院），多年来，普外科秦新裕教授和孙益红教授带领的胃癌专业组一直致力于胃癌的规范外科手术治疗，并在腹腔镜治疗胃癌方面积累了大量经验。医院胃癌专业组在 2010 年初率先实施了上海市首例达芬奇机器人辅助胃癌根治手术，并向全国 17 个省市做了现场直播。

医院还在国内腹腔镜胃癌手术起步阶段，提出了前入路的手术入路，便于原本习惯开放手术的医师能够迅速将经验移植到腹腔镜手术中。医院培养了多名优秀微创外科医生与专家，包括刘凤林、陈伟东、沈坤堂等。继医院于 2010 年 4 月举办了以"精彩胃癌根治术，从开放到腔镜"为主题的 2010 上海中山外科论坛后，2011 年 11 月又举办了"2011 中山外科论坛暨第四届中日韩胃癌论坛"。

在此次论坛上，刘凤林和陈伟东演示了后入路腹腔镜辅助胃癌根治术，孙益红和沈坤堂分别演示了开放食管胃结合部癌根治术和前入路腹腔镜辅助胃癌根治术，向与会者展示了中山医院在腹腔镜胃癌治疗方面的技术水平，以及普外科青年医师的风采。

复旦大学附属肿瘤医院。 在复旦大学附属肿瘤医院，2010 年以

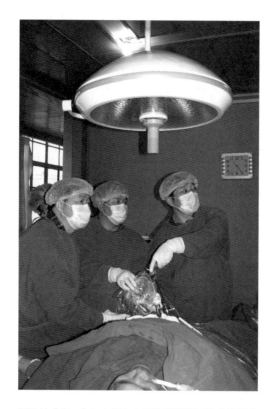

刘凤林（右一）与上海中山医院腹腔镜团队成员医生
手术中

后腹腔镜胃癌手术数量逐年增加，手术难度逐步提高，医院逐步开展了腹腔镜胃间质瘤切除、肠癌手术、腹腔镜辅助胃癌根治、完全腹腔镜下胃癌根治以及腹腔镜肾癌根治、腹腔镜子宫切除、腹腔镜附件切除、腹腔镜胰体尾切除等高难度手术。

2013 年，医院分别开展了完全腹腔镜下远端胃癌根治 Uncut Roux-en-Y 吻合，以及完全腹腔镜下根治性全胃切除食管空肠手工缝合消化道重建这两种高难度手术，填补了医院此类手术的技术空白。

医院培养了一批优秀的微创外科医生，拥有上海医科大学外科学博士学位的黄华，最早从 1995 年当见习大夫时开始接触腹腔镜手术。2010 年以后，黄华主要开展了腹腔镜肝囊肿手术、腹腔镜肠癌根治以及腹腔镜胃间质瘤切除、腹腔镜胃癌根治等手术，尤其擅长腹腔镜胃肠道肿瘤手术。他曾赴日本国立癌症中心中央病院（National Cancer Center Hospital，NCCH）、法国 Institute Gustave-Roussy（IGR）进行过交流访学。由于手术出色，黄华担任了中华医学会肿瘤学分会青年委员、上海市抗癌协会微创专业委员会腹腔镜学组秘书长等学术职务。

2016 年 8 月的一天，复旦大学附属肿瘤医院来了一位不同寻常的访问者——德国科隆大学医院普外科及腹部外科主任 Christiane Josephine Bruns 教授。Bruns 教授擅长胃癌、食管胃结合部肿瘤的开腹手术以及腹腔镜手术，她是慕名而来。科隆大学医院每年要做 200 例左右的食管胃结合部肿瘤手术，手术量居全欧洲之首。在来上海参加学术会议之前，她通过助手联系到黄华，表示非常希望能观摩黄华的腹腔镜胃癌手术。

8 月 15 日下午，Bruns 教授按照约定的时间准时来到医院手术

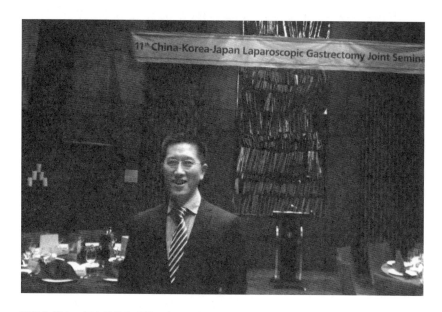

黄华在第十一届中韩日腹腔镜胃癌联席会议上

室，在与黄华进行了简单交谈之后，手术正式开始。黄华医生和手术团队成员玄一、喻盛佳医生演示了一台腹腔镜全胃切除手术。手术进行得有条不紊，但在处理脾门时发生了一个小小的"插曲"，由于脾脏上极严重包裹粘连，分离清扫淋巴结时发生一支胃短血管出血，黄华沉着冷静，准确钳夹，暂时控制出血，然后迅速施以钛夹，果断离断脾胃韧带，出血得到迅速、彻底而有效的控制。手术顺利完成，整个手术耗时不足 3 小时，手术总出血量不足 100 毫升。Bruns 教授被黄华娴熟的手术技巧、沉着冷静的"台风"深深折服。那天，Bruns 教授自己也发生了肠胃不适的"小插曲"，但是她坚持观摩了整个手术的每一个细节，并在术后和黄华做了深入交流。

华西医院。华西医院 2010 年后在腹腔镜胃癌根治术、肝切除、胰十二指肠切除、脾脏切除上手术数量增长很快，并属于最早一批开展手辅助腹腔镜取供肝的医院。2001 年才开始学习 LC 手术的胡建昆，潜心研究腹腔镜胃癌手术。2009 年，他去参加在韩国首尔召开的国际胃癌会议，会议上国内外同道医生的手术报道与交流给了他很大触动。回来后，他决定要将腹腔镜技术在科室的胃癌手术上得到更广泛更深入的应用。

在胡建昆的推动下，科室积极开展规范化的胃癌标准根治术和扩大根治术，提高了胃癌手术切除患者的 5 年生存率。医院还建立了专门的胃癌数据库，对病人进行数据录入，每隔半年、一年、两年，就对患者进行随访，了解患者的术后康复情况，然后对随访材料进行评估。

从 2006 年起，胡建昆加入胃癌标准手术全国巡讲专家组，并成为核心成员。2010 年卫生部颁布胃癌手术标准，从适应征、治疗方式、手术技术的规范对国内胃癌手术进行了规范。巡讲组在全国各大医院进行了多年巡讲，2014 年开始到地市级医院巡讲，在全国范围内提高胃癌手术的标准化，推动全国大量医院的腹腔镜手术在淋巴结的清扫程度、胃切除的范围等方面提高了手术的科学性。比如对于胃上部肿瘤，在宣讲之前国内的微创手术大都采取近端胃切除的术式，而宣讲后全国许多医院大幅提高了全胃切除的比例。

胡建昆还在中国腹腔镜胃癌临床协作组任秘书长，协作组对胃肠恶性肿瘤的多学科协作综合治疗起到了积极的推动作用。胡建昆于 2015 年 10 月 27 日荣获英国皇家外科学院（RCS）院士殊荣。同时荣获这一殊荣的还有华西医院的胸外科主任刘伦旭，刘伦旭在国内率先开展全胸腔镜肺癌根治术，对全腔镜下胸腔镜肺叶（肺癌）切除术的切口及手术流程进行了改进，大幅降低了手术难度。

中山大学附属第一医院。 在中山大学附属第一医院，2010 年在腹腔镜手术方面一次次登上新台阶。其胃肠外科开展腹腔镜胃癌手术已逾 10 年，并在一直进行术式改进与创新，如腹腔镜下胃癌的扩大淋巴结清扫及腹主动脉旁淋巴结清扫。

近年来，随着技术的提高，患者远期生存、患者术后生存质量得到更高程度的重视，2015 年开展的全腹腔镜下胃癌切除 + 胃空肠 Uncut Roux-en-Y 吻合术，在保证根治基础上为广大胃癌患者提供了更佳的消化道重建方式，明显减少了术后消化道症状。空肠离断可造成术后十二指肠起搏电位无法向小肠传达，从而造成术后 RSS。由于 Uncut Roux-en-Y 吻合不离断空肠，不影响小肠运动复合波的传导，因此术后相应的上腹胀痛、恶心呕吐症状明显减轻，改善患者生活质量。以往该吻合术式以开腹方式完成，而在全腔镜下完成可以更大程度上减少腹腔脏器的牵拉、干扰，减少出血和肿瘤挤压种植的风险。至 2016 年时，医院 80% 左右的结直肠手术和 40% 胃癌手术均采用腹腔镜技术完成。

拥有中山大学外科博士学位的宋武于 2007 年开始接触腹腔镜，2010 年以后主要开展腹腔镜胃癌标准 D2 及扩大清扫、腹腔镜左右半结肠癌、直肠癌、直肠癌保功能手术，低位保肛部分及完全 ISR 手术，腹腔镜 MILES 手术及其他腹腔镜胃肠道肿瘤及良性疾病手术；并完成了多例腹腔镜脾切除及胰腺手术。由于医术精湛，宋武现任中国医师协会外科分会微创外科、肿瘤委员会委员，并在其他一些全国性外科协会任职。

南方医科大学南方医院。 南方医院在 2002 年开展第一例腹腔镜胃肠肿瘤手术，在医院领导层及李国新、余江教授等努力下，短短 10 余年间，腹腔镜年手术量从当初的 10 余台到目前的 1000 多台，几乎所有胃肠手术都是用腔镜来完成。近 5 年来，李国新应邀在内地及港澳地区现场腹腔镜胃肠肿瘤演示教学 200 余次，其中包括北京协和医院、北京 301 医院、四川华西医院、上海中山医院、哈尔滨医科大学附属肿瘤医院、中南大学湘雅医院、香港伊莉莎白医院等知名单位，同行受众涵盖东北、华北、华中、西南、华南等区域。目前，南方医院普外科已被指定为"英国皇家外科学院 RCS 认证培训中心""中华医学会腹腔镜胃肠肿瘤手术培训基地""中国抗癌协会胃癌手术教学基地""亚太地区 GAB 腹腔镜胃癌手术教学基地"。

余江 2002 年师从李国新开始接触腹腔镜胃肠手术。对于那段经历，他的感触良多：

　　"我于 2002 年师从李国新教授开始接触腹腔镜胃肠手术，那时的我刚毕业参加工作不久，对专业的一切懵懵懂懂又充满好奇，那时南方医院的腹腔镜胃肠手术也才刚刚起步，硬件条件远不如现在，质疑腔镜的声音也是此起彼伏。记得当时没有病例，我们千方百计去找，连急诊也不放过，经常半夜三更爬起来做手术，日子过得非常辛苦，李国新教授告诉我们：'衣带渐宽终不悔，为伊消得人憔悴'，老师的这股拼劲深深影响着我们，我们咬牙坚持下来，病人从无到有，手术时间从长到短，终于渡过了开始的一段艰难时期。在我们开展腹腔镜手术的初期，国内外许多知名教授给予我们无私的指导和帮助，我国临床解剖学泰斗钟世镇院士就建议我们专门针对腔镜下的独特视角开展应用解剖学研究；郑民华教授在百忙之中也多次莅临我院指导、为我们的学习班授课。"

　　经过近 10 年的钻研，余江的手术技艺日益精湛，先后获得 2011 年中国普通外科中青年医师手术播客大赛华南赛区第一名、大中华结直肠腔镜外科学院 2011 年全国达人赛第二名、2013 年中国中青年医师胃癌手术视频大赛"Braun 外科医师奖"。2013 年，作为第二完成人参与的项目"腹腔镜胃肠肿瘤手术的基础研究及应用推广"获 2013 年度广东省科学技术奖一等奖。目前，余江的学术任职为亚洲腔镜及内镜外科医师协会会员、CSCO 青年专家委员会委员、广东省医学会外科学分会委员等。

　　余江说：

"综观整个行业，腹腔镜胃肠手术经历了数量从少到多、技术由粗到精、观念由排斥到追捧这样一个历程，而我们这一代人正好能投身到这伟大的变革之中，磨练了自己，掌握了技术，看清了方向。相比我们的前辈，我们少了他们当年的种种艰辛——没有高清的镜子、没有给力的能量平台、没有默契的团队；我们也没有他们当年的百般困惑——无现成模板可学，全靠自己摸索尝试；更没有他们当年遇到的万般阻挠——领导不支持，患者不理解，同行总在质疑。反观现在的我们：手术套路日臻成熟，高清腔镜随叫随到，能量平台功能强大，舆论氛围一片叫好，我们这代人正好携技术之先机，与时代同进步，真正是前人种树后人乘凉，所以说我们是幸运的。

我有幸在学术的大平台上遇到许多年龄相仿、志同道合的'兄弟'。他们是上海瑞金医院的臧潞、冯波，北京肿瘤医院的李子禹，上海中山医院的刘凤林，上海仁济医院的赵刚，上海肿瘤医院的黄华，广州中山一院的宋武，广东省人民医院的李勇，福建协和医院的郑朝辉，福建肿瘤医院的臧卫东等。我们通过大中华结直肠外科学院、CATP讲师团、医师协会青委会、中日韩腹腔镜胃癌联席会议等学术平台经常见面，我们一起听课、发言，一起写书，一起喝酒，甚至一起PK，他们都非常优秀，值得我学习，和他们在一起，我总是充满了激情。我生于一个伟大的时代，是这个时代幸运的人。落其实者思其树，饮其流者怀其源，我辈定当薪火相传，把前辈们勇于探索、开拓创新、无私奉献的精神和作风传承下去，不负于这个时代。"

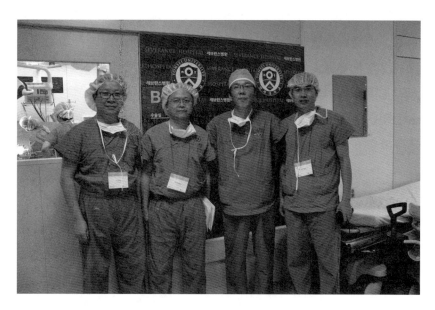

余江（左一）及南方医院腹腔镜团队成员

北京大学肿瘤医院。在北京大学肿瘤医院，2010 年以来，该院外科各专业都相继开展并普及了微创外科手术，手术呈现快速增长态势，目前约占外科手术的 30%~40% 左右。院长助理李子禹，自 2005 年开始接受腹腔镜手术的相关培训，2007 年 3 月完成了个人第一例腹腔镜辅助远端胃癌根治手术，患者随访至今已无病生存 9 年余。李子禹 2010 年后主要开展的腹腔镜手术包括：探查性腹腔镜手术，腹腔镜辅助及全腹腔镜的胃癌、结直肠癌根治手术，腹腔镜下功能保留胃癌根治术，间质瘤切除术以及机器人辅助胃癌、结直肠癌根治手术等。

在腹腔镜手术术式拓展及创新方面，近五六年来，李子禹与微创团队成员的工作重点主要集中于微创外科在胃癌外科治疗的指征拓展，以及腔镜下胃切除术后消化道重建技术领域。医院胃肠肿瘤中心是国内较早常规开展胃癌探查性腹腔镜的医疗中心，率先明确了中国进展期胃癌腹腔游离细胞学阳性或腹膜种植转移的比例约为 15%。同时，探索腹腔镜手术在新辅助化疗后胃癌患者的临床价值也是该院的代表性工作，相关临床研究正在稳步推进当中。

在李子禹从事微创外科手术的过程中，对他影响最大的恩师是季加孚教授。季加孚是中国著名的胃肠肿瘤外科专家，担任中国抗癌协会副理事长、中国医药生物技术协会副理事长等职务，是享受国务院特殊津贴专家。近 10 年来，正是在季加孚教授的组织与不断努力下，在全国进行标准化手术的推广工作，统一胃癌手术规范并达成了全国范围内的基本共识。同时，巡讲、手术卫星直播、中外专家手术秀和中青年医师手术大赛等形式也吸引了大批基层的中青年医师积极参与到规范化手术的培训和推广中，在全国多个地区形成了依托学术会议形式、以点带面的外科手术培训机制，也成为近年来微创外科的主要推广形式，在腹腔镜技术的普及方面起到了至关重要的作用。李子禹也是在季加孚教授的鼓励及大力支持下开始进入微创外科这个领域。

在探索腹腔镜领域的过程中，2007 年 6 月 14 日，日本 Uyama Ichiro 教授来北京大学肿瘤医院胃肠肿瘤中心进行学术交流，并现场演示一例腹腔镜远端胃癌手术。日本教授对于手术细节近乎苛刻的完美追求，对李子禹从事微创外科产生了深远影响。

2012 年 6 月 22 日，间断 14 年的全国胃癌学术会议在北京重启，这也对李子禹在微创外科的探索产生了深远的影响。这一会议重建了国家层面的胃癌学术交流平台，成为促进胃癌诊疗经验推广和交流的重要框架，加强了各地区之间的区域合作。会议上，外科手术视频等交流也极大地推动了中国胃癌微创外科的发展，对微创外科技术的普及与推广起到了至关重要的作用。

2013 年 6 月 20 日，在意大利维罗纳举行的第十届国际胃癌大会上，中国成功获得 2017 年第十二届国际胃癌大会的举办权。这标志着中国胃癌诊疗各个领域，当然也包括胃癌的微创外科治疗的成就获得了国际学界的承认。之后的几年，中国微创外科领域的专家与国际主要学术中心的合作得到了极大的发展，相关学术成果也得到了越来越多的认可。李子禹参加了在上海举办的两届中日韩腹腔镜胃癌联席会议（China- Korea -Japan Laparoscopic Gastrectomy Joint Seminar），中日韩专家针对胃癌微创方面热门议题进行了集中讨论，这让他收获颇多。

北京大学人民医院。近些年，北京大学人民医院微创技术持续

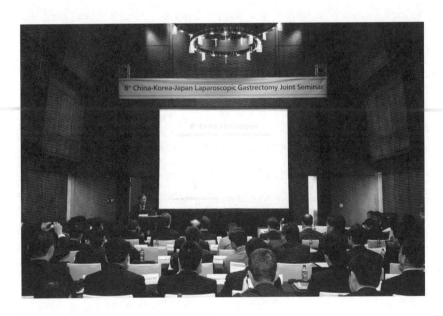
第 8 届中日韩腹腔镜胃癌会议在上海召开

稳步发展。腹腔镜手术占外科手术比例约为 60%。腹腔镜手术新术式包括：经肛全直肠系膜切除术（taTME）、经会阴单孔腔镜辅助的腹会阴联合切除术（TPSP-ELAPE）。该院胃肠外科副主任申占龙接触腹腔镜是在 2004 年。2010 年以后，他主要开展了腹腔镜结直肠癌根治术、经肛全直肠系膜切除术（taTME）、经会阴单孔腔镜辅助的腹会阴联合切除术（TPSP-ELAPE）、腹腔镜阑尾切除术、腹腔镜胆囊切除术、腹腔镜疝成形术。值得一提的是，经肛全直肠系膜切除术（taTME）近些年受到国内结直肠外科医师关注。中国医师协会外科医师分会会长王杉教授（北京大学人民医院）、中华医学会外科学分会结直肠肛门外科学组组长汪建平教授（中山大学第六医院）对 taTME 在中国的健康开展给予了极大的支持和推动。自 2014 年以来经过了多次讨论，包括 2014 年山西长治结直肠外科医师太行山会议、2015 年广州经肛门微创外科医师研讨会、2016 年杭州普通外科著名专家论坛"经肛门全直肠系膜切除术（taTME）相关问题"等学术会议，对 taTME 在直肠癌适应症选择、行业推广价值等进行了多次研讨。

哈尔滨医科大学附属肿瘤医院。在地处祖国边陲的黑龙江省，10 年前有少数医院开展了腹腔镜胆囊切除手术，但其他病症的腹腔镜手术鲜有所闻。2005 年，郑民华和余佩武教授相继被邀请来哈尔滨医科大学附属肿瘤医院做学术演讲，给该院王宽教授留下了深刻印象。王宽 2000 年硕士毕业后留在该院腹部外科。他记得第一次接触腹腔镜手术，就是郑民华和余佩武的学术演讲。

余佩武教授的腹腔镜胃癌手术当时在国内开展较早。王宽 2006 年去西南医院进修期间，深深体会到前人在腹腔镜技术进行摸索是多么艰辛，一台腹腔镜胃癌根治性手术最初都要做 10~11 个小时。王宽进修的医院很多军人医生身上的坚毅和坚持不懈，让王宽迟疑了好长一段时间；他怀疑自己没有这样的毅力，来完成微创手术中的一个个难关：手术团队的组建、手术并发症的预防，以及根治性手术长期临床疗效的循证等。但是经过一段时间的适应后，王宽就全身心地投入了对腹腔镜技术的钻研。

对腹部微创手术发展的溯源，让王宽认识到腹部微创手术在国内外的发展演进不尽相同。国外有循序渐进的过程：从 "big surgeon, big incision!" 到小切口手术；从小切口手术到手辅助腹腔镜手术（HALS）；从 HALS 到腹腔镜辅助手术；从腹腔镜辅助手术阶段，直到目前的完全腹腔镜手术阶段。这中间的跨度会不会成为中国医生在接受腹腔镜微创治疗技术和理念上的障碍？

2008 年，王宽晋升为主刀医生。开腹胃癌手术中，切口长度通常上至剑突下至绕脐 2cm~3cm，平均全长约 25cm 左右。王宽开始试着逐步缩短开腹手术切口长度。开腹超声刀的使用极大地便捷了小切口手术。他曾经对超声刀离断的血管担心过：开腹超声刀使用中发生过胃壁裸化区域出血的情况，好在关腹前均被发现。经验证，关腹前冲洗、留置胃肠减压管的过程可能是导致胃壁裸区出血的重要原因，王宽对此加以注意后，超声刀对 5mm 以下未知名中小血管闭合的效果让他赞叹不已。

2008 年年底，美籍学者 Sasako 教授受邀来医院演示了一台 HALS 右半结肠癌手术，耗时 1 个多小时，除外扶镜手，几乎是一个人完成一台手术。他调侃说，"在美国人工很贵，多一个助手就要多分一份钱"。但给王宽的直观感觉是，由于手触觉的参与，使腹腔内场景转换、组织牵拉、钝性剥离等操作成为近乎分秒钟的事情，对血管搏动的判断、出血的控制更是得心应手。那么，利用"蓝碟"手辅助下的腹腔镜手术在胃癌根治术中是不是可行？

胃的解剖位置相对固定，其手术区域上方腹壁安放"蓝碟"的切口长度约 8cm~10cm，主要受限于术者手掌的大小和手腕的粗细。2009 年时，王宽的体重有 196 斤，为了能让自己的手腕细下来，他开始跑步；多年来坚持下来，体重减到 158 斤。他其后的个人体会是，做腹腔镜手术，术者体重的控制对耐力、操作稳定性和精细度是有积极意义的。

经过几例实践，王宽发现真正意义上的手辅助腹腔镜手术对胃癌而言，不见得是最佳的选择，原因是在完全采用手辅助的方式操作胃癌淋巴结清扫和游离过程时，术者会感觉手术做得不流畅、术野暴露不理想等。对于 HALS 胃手术，直到现在，主流观点似乎仍是：这一手术不过是由开放手术转向腹腔镜辅助手术的过渡性选择。从事开放手术的医生也对手辅助手术费用质疑、对其前景不以为然。但王宽发现，经过改良后，手辅助腹腔镜手术有其优点。

在手辅助腹腔镜手术中，除了上腹部"蓝碟"切口外，仅需要 2 枚戳孔，1 枚位于右侧腋前线与脐水平交汇点作为主操作孔，另 1 枚位于脐部作为监视孔，远少于腹腔镜辅助手术的 5~6 枚戳孔。当术者尝试将脐部戳孔安置在左侧腋前线与脐水平交汇点，即与右侧对称时，术者和扶镜手站位位置可互换，一定程度上方便了操作，且术后可作为引流孔。此外，结合小切口手术和手辅助腹腔镜手术中积累的经验，王宽尝试了一种混搭的操作方式，他还将其命名为"综合腔镜"。"综合腔镜"既能减小切口，又能降低对手术团队的依赖。

2009 年到 2011 年间，王宽谨慎地把握适应症，同时开展"综合腔镜"和腹腔镜辅助手术。对于术前评估胃癌原发病灶为 T1~T2 者，他大多采用腹腔镜辅助方法；T3 以上者大多采用"综合腔镜"方式。经过大量的实践，他总结出"综合腔镜"整合了小切口开放手术和 HALS 手术的优势，包括与腹腔镜辅助手术有着相似的术后恢复情况；对有熟练开腹手术经验的医生来说，几乎没有学习曲线，手术用时多在 90~120 分钟以内；扩大了腹腔镜胃癌手术的适应征，比如期别较晚（T4a）的胃癌，对浆膜层受侵犯者手术开始时即可对外侵病灶进行保护。

吉林大学第二医院。吉林大学第二医院普外科已广泛开展各类腹腔镜手术，目前占到外科手术的 40%。该院在全国范围内率先开展了"保留迷走神经的胃癌根治术"和"保留自主神经的直肠癌根治术"，以及"腹腔镜胃癌根治术""针对胃黏膜下肿瘤的腹腔镜胃腔内手术"。该院的朱甲明从 1998 年接触腹腔镜，2010 年以后开始进行腹腔镜胃（部分胃切除、近端胃切除、远端胃切除、全胃切除术、贲门失弛缓手术等）和结直肠（左半结肠、右半结肠、乙状结肠、直肠切除）以及肝胆的手术（胆肠吻合术、胆道探查 T 管引流术等）等。朱甲明分别于 2011 年—2015 年 4 年间受邀参加省级、全国性和国际性学术会议数十次，并在高级别会议上做专题演讲及手术演示。他在 2014 年及 2015 年连续两年参加了中日韩胃癌联席会议，作为吉林省唯一代表展示了该省腹腔镜胃肠手术的高精尖技术。

中国医学科学院肿瘤医院。在中国医学科学院肿瘤医院，微创结直肠手术比例超过 95%。在手术术式拓展与创新方面，拥有肿瘤学博士学位的刘正及其团队成员医生，在王锡山教授的带领下，从 2005 年开始在黑龙江省内率先开展腹腔镜结直肠癌根治术。2010 年王锡山教授率领团队开展了世界首例直肠癌 NOTES 手术，2013 年提出类 –NOTES（Natural orifice specimen extraction surgery, NOSES）的概念。

NOSES 是使用腹腔镜器械或者 TEM 设备等，经自然腔道（阴道或者直肠）取标本的腹腔镜手术，术后腹部无取标本切口，仅存留 4~5 处戳孔疤痕，在现阶段虽然还达不到软镜 NOTES 的效果，但作为微创技术的一种方式，是微创技术向 NOTES 过渡的桥梁。不过该术式在临床实践中，须充分评估利益与风险，谨慎地选择适应症。它综合了腹腔镜手术的优势和微创理念，更加适合目前的临床现状，更容易在临床进行广泛推广和开展。

NOSES 主要分为两大类，即经肛门取标本和经阴道取标本。这两种操作方式的选择主要是依据肿瘤的大小。此外，根据取标本和消化道重建的不同方式，又可分为三类，分别是标本外翻体外切除（外翻切除式）、标本拉出体外切除（拉出切除式）、标本体内切除拖出体外（切除拖出式）。到目前，刘正所在的团队共完善了 10 种 NOSES 术式。

刘正在钻研腹腔镜技术的过程中，印象特别深刻的是 2010 年 6 月，王锡山教授经过充分的术前讨论、伦理论证和精心准备后，开展了经阴道直肠癌 NOTES 手术。手术经阴道放置穿刺器，脐部放置腹腔镜镜头，切除直肠后经肛门拖出切除标本，并完成消化道重建。整个手术只在脐部这一先天自然皱褶处放置了腹腔镜镜头，另外于

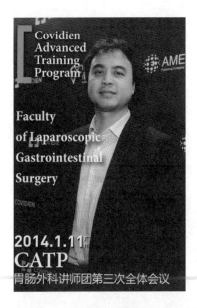

吉林大学第二医院朱甲明医师

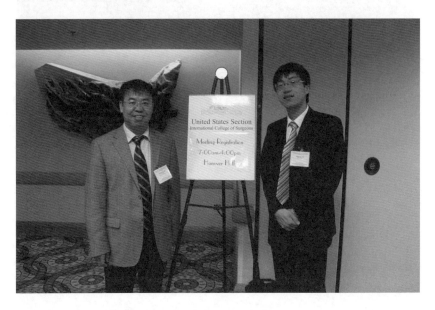

刘正（右一）与王锡山教授（左一）参加美国 ICS 年会

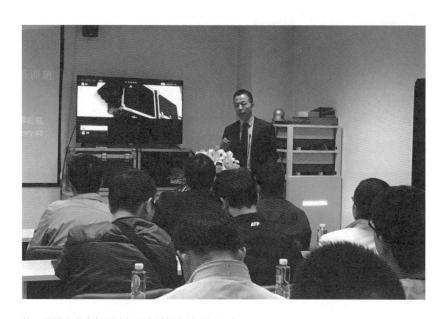

第四军医大学唐都医院何显力教授在培训授课中

患者的阴道后穹窿置入操作装置，其余无任何辅助切口。术后第一天，患者就排气并下床活动，并且身上没有任何可见的手术瘢痕。目前仍在随访中，患者恢复良好。刘正他们从这例手术体会到：一是医学进步不光依赖技术进步，更须理念先行，"只有想不到，没有做不到"；二是敢于挑战，但绝不盲目跟从，"严格选择适应症和禁忌症，切忌为技术而技术"。

第四军医大学附属唐都医院（以下简称唐都医院）。与国内绝大多数教学医院一样，唐都医院开展腹腔镜手术的时间比较晚。该院普外科何显力教授接触腹腔镜手术是在 1999 年 7 月博士毕业后，最初他协助上级医生开展腹腔镜胆囊切除术，一年后开始独立实施胆囊切除手术。此后逐渐把腹腔镜技术应用于阑尾切除术、急腹症的腹腔镜探查、胃十二指肠穿孔修补等。

何显力接触腹腔镜辅助结直肠肿瘤的手术是 2002 年以后，2006 年唐都医院普外科开始实施真正意义上的腹腔镜用于结直肠肿瘤治疗的复杂手术，第一年共完成手术 50 余例，手术团队初步体会到了腹腔镜结直肠手术的优势，同时也感受到了复杂的腹腔镜手术的乐趣。

从 2006 年—2010 年的 4 年时间里，以国内日益广泛的学术交流和技术培训平台为背景，唐都医院普通外科腹腔镜结直肠手术技术水平得到了明显提升，每年的手术例数也大幅度增加。2010 年以后，腹腔镜辅助结直肠癌根治术在该科已经成为患者的常规治疗手段。2011 年 9 月，唐都医院普通外科开展第一例腹腔镜胃癌根治术，在此后的近 5 年时间里，腹腔镜胃癌根治性手术技术在唐都医院同样得到了突飞猛进的发展。

目前，唐都医院已经成功将腹腔镜技术熟练应用在胃肠外科的诸多疾病的治疗，开展的手术包括：腹腔镜辅助直肠癌根治性手术（Dixon、Miles、Parks、ELAPE、NOSE）、腹腔镜辅助根治性右半（扩大右半）结肠切除术、腹腔镜辅助根治性左半（扩大左半）结肠切除术、腹腔镜辅助根治性全结肠切除术、腹腔镜辅助改良Duhamel手术、TAMIS、腹腔镜辅助或完全腹腔镜远侧/近侧/全胃切除+D2淋巴结清扫、（胃间质瘤）腹腔镜胃部分切除术、腹腔镜永久性胃造口术等。

时至今日，微创外科手术已成为唐都医院胃肠外科疾病的常规治疗方式，腹腔镜手术比例约占90%。在术式拓展和创新方面有代表性意义的手术包括："头侧优先"入路根治性右半/扩大右半结肠切除术、"筋膜间隙优先"入路保留左结肠动脉的直肠癌D3根治术、"b"型吻合用于腹腔镜中下段直肠癌根治术的消化道重建、完全腹腔镜远侧胃癌根治性手术的各种方式的消化道重建（B-I:Delta anastomosis、Triangulating technique anastomosis、Book-binding anastomosis；B-II/B-II+ Braun's anastomosis；Roux-en-Yanastomosis/ Un-cut）、完全腹腔镜全胃切除术+保留脾脏的脾门淋巴结清扫及消化道重建、腹腔镜辅助根治性右半结肠+胰十二指肠切除术等。

在投身微创外科手术的过程中，何显力感到，从宏观层面来讲，中华医学会外科学分会腹腔镜与内镜外科学组制定的《腹腔镜胃恶性肿瘤手术操作指南》和《腹腔镜结肠直肠癌根治手术操作指南》以及2009年卫生部医疗服务标准专业委员会制定的《结直肠癌诊断和治疗标准》，无疑给他和像他一样专注于微创胃肠外科手术的医生吃了一颗定心丸，也对腹腔镜胃肠手术的规范化推广具有重大的指导性意义。而国内多家腹腔镜外科培训中心和大中华结直肠腔镜外科学院的建立，为他们这些起步相对较晚的医生搭建了高层次的平台、提供了更多的学习交流机会，从而也进一步促进了他们操作技能的提升和学术水平的提高。

西安交通大学医学院第一附属医院。该院普通外科樊林是从1998年接触腹腔镜，那时候医院做的还是腹腔镜胆囊切除术，腹腔镜的应用范围也很窄，几乎没有见到腹腔镜用于其他手术的范例。到了2005年，樊林去日本学习，看到日本已经开展了腹腔镜胃肠的手术，而且手术质量非常好，并不比开放手术差。后来他申请参加了日本腔镜学会的培训，回国后就开始准备开展相关方面的手术。

一开始举步维艰，樊林获悉以郑民华为代表的先行者已经在这一领域探索成功，于是，他赴上海、广州、福建等地学习，并多次参加相关会议。他先后开展了腹腔镜直肠癌根治术、腹腔镜结肠癌根治术、腹腔镜胃癌根治术、腹腔镜疝修补术，还探索了腹腔镜在急腹症等手术中的应用，腹腔镜技术几乎被用到他所掌握的外科专业的全部手术当中。医院也由原先的选择性开展腹腔镜手术，发展到目前的常规开展，实现了腹腔镜手术的常规化、正规化应用。

2010年以后，西安交通大学医学院第一附属医院腹腔镜微创手术开展非常快。随着观念的转变以及技术的掌握和成熟，胃肠外科逐步开展了胃肠方面的各类手术，目前腹腔镜胃肠手术比例达60%，其中结、直肠手术方面达到了90%，胃手术方面达到了60%。在手术拓展以及创新方面，开展了西北地区多项领先术式，包括腹腔镜低位直肠癌前切除术，腹腔镜胃癌根治保留脾脏的脾门淋巴结清扫术，完全腹腔镜下远端胃癌根治术胃空肠非离断式Roux-en-Y吻合，

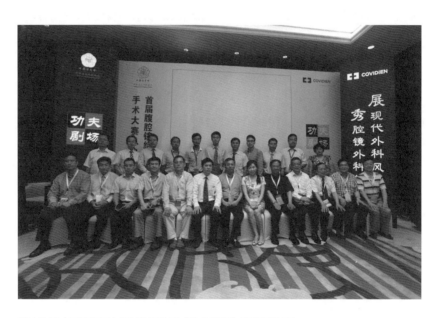

樊林教授（后排左三）2012 年参加"功夫剧场"腹腔镜比赛

完全腹腔镜下全胃癌根治术食管空肠 Overlap 吻合术等。

在微创外科的事业发展过程中，由于地处西北地区，樊林感到经历了更加多的困难与艰辛。在这一过程中，樊林印象最为深刻、受影响最大的一件事是 2012 年《中华消化外科杂志》主办的"功夫剧场"这一腹腔镜手术比赛。比赛期间，郑民华对他的评价与建议，直接影响了他对这一领域的信心。

在 2012 年以前，樊林所在科室开展了腹腔镜各类术式的胃肠道手术，由于本科室及本专业很多人的不理解与反对，可以说举步维艰，他自己也曾经动摇过。但是他始终坚信微创手术是外科发展的趋势，他坚持在手术中规范操作，不断探索与训练，直到"功夫剧场"大赛的举办。那个时候，西北地区没有几个医生参加比赛，樊林志忐不安地参加了几轮比赛，虽然没有拿到冠军，但是作为西北地区唯一一位进入决赛的医生，郑民华在比赛过程中一直给予充分的肯定与鼓励，使得他更加自信，也看到了自身的不足。

新疆医科大学第一附属医院。自 2010 年以来，新疆医科大学第一附属医院主要开展了腹腔镜胃癌根治术、腹腔镜结肠癌根治术、腹腔镜直肠癌根治术、腹腔镜胆囊切除术、腹腔镜腹股沟疝修补术、腹腔镜胰腺十二指肠切除术等。目前腹腔镜手术能占到整体外科手术的 40%。在开拓和创新方面，该院的全腹腔镜胃癌根治术、双镜下治疗消化系统早期肿瘤、腹腔镜胃癌根治术 uncut 手术和完全中间入路经腹腔镜左半结肠癌 C M E 具有代表性意义。

新疆医科大学第一附属医院的张文斌最早接触腹腔镜是在 2009 年，到 2010 年已经开展了多种手术，包括腹腔镜胃癌 D2 根治术、腹腔镜直肠癌根治术、腹腔镜结肠癌根治术、腹腔镜胃肠间质瘤切除术、腹腔镜肠粘连松解术、腹腔镜胆囊切除术、腹腔镜各类疝修补术（包括腹股沟疝、切口疝、白线疝、食道裂孔疝等）、单孔腹腔镜阑尾切除术、腹腔镜胃转流术等，以及代谢疾病的腹腔镜外科治疗。张文斌的腔镜手术率达到 95%，成功完成各类腹腔镜手术约 300 余例。近 5 年来，张文斌完成的全腹腔镜胃癌根治术、双镜联合下治疗消化道早期肿瘤、完全中间入路经腹腔镜左半结肠 CME、经腹腔镜胃癌根治术 –uncut 手术具有代表性意义。

在教学和科研方面，张文斌及时将自己所学所得传授给学生，并分享给同道。此外还成功举办了自治区级及国家级学术会议，邀请新疆内外的专家一起交流学习，为基层的医疗工作者提供了很好的学习平台。张文斌在任职期间共发表核心期刊文章 10 余篇，参与和主持国家级项目 1 项、省部级 2 项、院内课题 1 项，2011 年荣获新疆科技进步奖二等奖。

从事微创外科手术的过程中，对张文斌帮助最大的是他的导师——新疆医科大学消化血管中心原主任王云海。王云海从事普外科临床和科研工作 30 余年，擅长胃癌、大肠癌、直肠癌根治等胃肠道肿瘤方面的治疗，他在总结自己的经验时说：

　　"做医生要先做人，做好医生要先做好人。一个成功的外科医生要有爱心、善心，还要手巧、眼明、心灵，要善于把握机遇，多和业内专家、领军人物交流，多与微创外科领域的知名医生接触，争取做到没干过但见过，这样等到自己干的时候才不会心慌。"

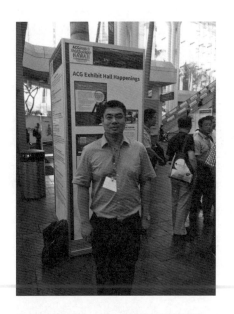

新疆医科大学第一附属医院的张文斌教授

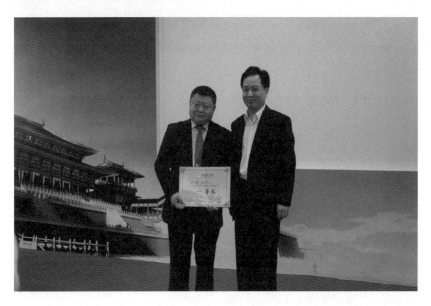

张成（左一）以腹腔镜治疗反流性胃食管炎获得 2013 年中华外科青年学者奖一等奖

王云海严谨的工作作风和学术思路一直在指引着张文斌，让他有勇气大胆开拓创新，在微创外科谱写新章。张文斌体会，有时候一个人的成果并不是多么具体地学习了别人的成功经验，而可能会因为一位同道医生的某些话，从此形成正确的思维。王云海的一言一行就潜移默化地影响了张文斌。

新疆人民医院。新疆人民医院自 2005 年以来开展治疗病态肥胖症和 2 型糖尿病的各类腹腔镜手术已累计达 200 余例，均取得满意疗效。医院创新性开展的腹腔镜下胃底折叠抗反流联合胃袖状切除术动物实验和临床应用研究填补了国际空白，医院也是目前新疆唯一一家常规开展肥胖症和 2 型糖尿病腹腔镜微创手术治疗的大型医疗机构。

2015 年 12 月 25 日，由中国医师协会外科医师分会肥胖和糖尿病外科医师委员会、新疆医学会普外专业委员会主办，新疆人民医院承办的"新疆第三届减重及代谢外科学术研讨会"成功召开。此次研讨会以"中国减重及代谢外科专家零距离"为主题，会议特邀中国医科大学附属第四医院刘金钢院长、中国医科大学附属第四医院减重及代谢外科主任周勇教授等做了"减重手术术式介绍""精准减重手术方法和结果"等专题讲座。

福建医科大学附属协和医院（以下简称福建协和医院）。2010年以后，福建协和医院的微创外科手术开始了突飞猛进式的发展，尤其是胃外科、结直肠外科、胸外科等领域，无论在技术还是在手术量等方面目前均属于国内领先水平。至 2016 年 8 月，福建协和医院胃外科已完成的腹腔镜胃癌手术例数超过 3500 例，是全国例数最多的中心之一。目前微创外科手术已占医院外科手术量的

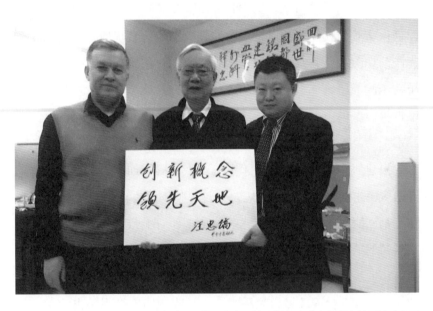

张成（右一）2014 年发起创办新疆历史第一本全国性医学杂志《中华胃食管反流病电子杂志》；汪忠镐院士（右二）题词

65%~70%。

医院的特色技术是腹腔镜下保脾脾门淋巴结清扫术（完成例数为全国最多，并且可常规开展腹腔镜脾门淋巴结清扫术和手术直播）、全腹腔镜根治性远侧胃大部切除术（腹腔镜下三角吻合技术由医院微创中心在国内率先开展，并在《中华胃肠外科杂志》上率先报道）、全腹腔镜根治性全胃切除术＋消化道重建术。在国内居于领先水平的手术包括：结直肠外科的腹腔镜经盆腔入路括约肌间超低位直肠前切除术，以及腹腔镜经盆腔入路肛提肌外腹会阴联合直肠前切除术；胰腺外科的全腹腔镜胰十二指肠切除术；胸外科的单孔全胸腔镜肺癌根治术，胸腹腔镜联合食管癌根治术（包括双侧喉返神经旁淋巴结清扫术，以及经胸腔镜颈胸喉返神经旁淋巴结清扫术）。

福建协和医院在微创技术上近年来取得了如此大的飞跃，离不开诸多医生的努力。其中代表之一是郑朝辉医生。郑朝辉 1997 年毕业于福建医科大学临床医学专业，2008 年开始接触腹腔镜手术，他从黄昌明的助手开始做起，2012 年开始逐渐过渡到主刀，主刀及作为第一助手参与的腹腔镜胃癌手术逾 2000 例。郑朝辉现在每年主刀约 400 ～ 500 台腹腔镜胃癌手术，包括腹腔镜辅助胃癌根治术、全腹腔胃癌根治术等。对于自己取得的成绩，郑朝辉一直不忘恩师的指导。

"在从事腹腔镜手术的过程中，我首先要感谢黄昌明教授，我在他指导下作为助手完成了 2000 多例腹腔镜胃癌手术，我和黄教授的配合已经无须用言语来表达，黄教授的右手钳和我的右手钳配合的时候，就像一个人的双手，这些奠定了我坚实的腹腔镜手术基础。即便在我主刀时，黄教授仍能一语中的地指出我的不足，倾囊相授。黄教授对腹腔镜胃癌手术的不断探索创新和追求完美，也深深感染了我，令我不断提醒自己，无论是做人还是做腹腔镜手术都要脚踏实地、不骄不躁。"

2011 年，郑朝辉在中国外科周的全国青年普通外科医师大赛总决赛上，以腹腔镜胃癌手术的视频获二等奖，也是该项赛事中所有参赛胃癌手术视频的最高奖。他还在国内外医学杂志上积极发表文章，包括 2014 年以第一作者的身份在 SCI 期刊《Hepato-Gastroenterology》上发表 "Treatment of locally advanced gastric cancer with the XELOX program of neoadjuvant chemotherapy combined with laparoscopic surgery: the experience in China"。

正是因为有了像郑朝辉这样勤奋好学的中青年医生，有黄昌明教授这样高年资专家的悉心指导，福建协和医院才实现了微创外科技术的飞跃。医院在 2013 年引进 3D 手术设备，2016 年引进达芬奇机器人，这些先进设备都得到了各科室最大程度的运用。医院的泌尿外科、妇产科、神经外科、内镜室等在 NOTES 手术方面已开展多年，有较丰富的手术经验，主要包括经尿道前列腺手术，经尿道膀胱手术，输尿管镜检查和钬激光碎石，经阴道宫颈手术，经阴道子宫切除，经蝶窦垂体瘤切除，ESD，EMR，ERCP 取石等。

厦门大学附属第一医院。在厦门大学附属第一医院，肿瘤中心胃肠外科由于之前没有腹腔镜胆囊切除的经验，在开展腹腔镜的起步阶段，遇到不少困难。胃肠外科主任尤俊于 2007 年开始接触腹腔镜，为了快速提高水平，他和科室成员于 2007 年、2008 年先后两次到瑞金医院的微创中心学习。

学习回来后，他们采取了循序渐进、稳扎稳打的方法，从腹腔镜辅助乙状结肠癌手术起步并逐步推广至直肠中上段癌、右半结肠癌、低位直肠癌，2010 年完成第一例腹腔镜全结肠切除术。2011 年开始，尤俊和团队成员开展腹腔镜辅助远端胃癌根治术。

本着对腹腔镜的满腔热情，尤俊一直致力于提高技术水平、努力进行新技术的探索。2012 年尤俊赴韩国首尔国立大学附属 Bundang 医学院学习，回国后他即带领团队开展了根治性远端胃大部切除术后腔内消化道重建三角吻合技术，使医院成为国内最早开展该项技术的医院之一，通过在韩国的学习，尤俊发现，韩日专家腹腔镜胃癌手术多采用右侧入路，而中国专家多采用左侧入路；在与韩日专家交流后，他对比总结了两种手术入路的优缺点，形成了适合本医院团队的左右侧入路相结合的程序化手术方法。《左右侧手术入路腹腔镜胃癌根治术的对比研究》一文以论著形式发表在《中华胃肠外科杂志》上。

2014 年，尤俊和其团队又提出右侧入路提前离断脾胃韧带的脾门淋巴结清扫的方法，在不影响清扫效果的前提下，大大降低了脾门清扫的难度，可以使术者较快跨越脾门清扫学习曲线，同时提高手术安全性。其论文 "How to step over the learning curve of laparoscopic spleen preserving splenic hilar lymphadenectomy" 发表在《Journal of Visualized Surgery》杂志上；他和黄正接、许林撰写的《右侧入路在腹腔镜胃癌根治术中的应用》一文于 2014 年发表在《中华胃肠外科杂志》上。尤俊和其团队还针对胰腺上区的淋巴结

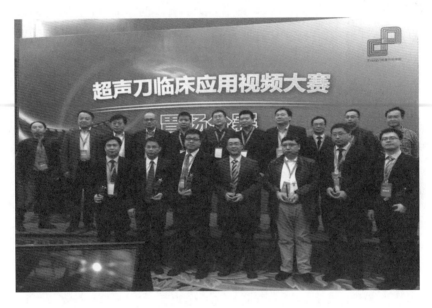

尤俊（前排右四）在全国超声刀临床应用视频比赛中获奖

清扫，特别是 8a 组及腹腔干右侧第 9 组淋巴结的清扫进行了深入思考，提出了独特见解并在第十一届中日韩腹腔镜胃癌手术联席会议上做了 "How to identify the posterior bordary of NO.8a and the right group of 9 LNs?" 的主题演讲，受到与会专家的一致认可。

出生于医生世家的尤俊，对事业有着执着的追求与兴趣，这让他带领团队成员走得更远。他们非常重视与同行的交流学习，在参与撰写 2015 年出版的《腹腔镜胃肠手术笔记》一书时，他们与国内志同道合的中青年医生组建了"钢铁战士群"，负责三个章节的撰写，分别是《三角吻合技术在全腔镜——根治性远端胃大部切除术中的应用体会》《腹腔镜胃癌手术入路的探讨与手术简化——让腔镜更平易近人》《盆自主神经为指引的腹腔镜辅助低位直肠癌前切除术》。对于这本书的撰写，尤俊倾注了大量心血。

"参与这本书的撰写是我的荣幸。这本书不是一本教科书，它是一本笔记，30 多位参与撰写的微创外科医生总结了各自的手术经验与技巧，讲述了在完成腹腔镜胃肠手术过程中的见解与感悟。出于对医学的热爱，我希望把自己和我们团队的经验分享给更多医生。就拿《腹腔镜胃癌手术入路的探讨与手术简化》这一章节来说，我们就结合了日韩手术入路和简化的经验。因为胃的解剖层次比较多，比较复杂，对医生的学习曲线会造成比较大的跨越难度。如何实现从开放到腹腔镜手术的跨越，目前还困扰着很多胃肠外科医生，我们自己当初也是通过大量学习才掌握了技术，在这过程中我们做了很多探索以简化腹腔镜胃肠手术。对于这些点点滴滴经验的积累和体会，我们都毫无保留地写在每一段落中了。"

目前，尤俊及其领导的胃肠外科正在积极开展全胃切除及近端胃切除术后的腔镜下消化道重建技术，以及开展右侧前入路根治术近端胃大部切除术＋双通道、overlap 消化道重建技术。他们还在进行对比 overlap 与 FETE 两种消化道重建方式的优缺点，并准备进行多中心的 RCT 研究，提出中国自己的数据。由于深受广大患者的认可，腹腔镜技术在厦大附一院胃肠外科手术比例中迅速提高，至2016 年 8 月，腹腔镜手术比率已占结直肠肿瘤手术的90% 以上，占胃肿瘤手术 50% 以上。由于在腹腔镜手术上出色的表现，尤俊受聘担任中国抗癌协会大肠癌专业委员会腹腔镜学组委员、中国医师协会肿瘤外科医师委员会委员等任职。

厦门大学附属中山医院（厦门大学附属第一医院）。 在厦门大学附属中山医院，胃肠外科的微创手术从 2010 年后进入快速发展期，目前手术比例占到科室择期手术的 80% 以上；在手术术式拓展和创新方面，科室在国内率先开展了单孔结直肠癌根治术、腹腔镜下右半完整结肠系膜切除术（LR-CME）、腹腔镜辅助经自然腔道结直肠癌根治术（LA-NOSE）等。

胃肠外科邱兴烽于 2004 年开始接触腹腔镜手术，他很快就意识到，自己需要进行大量学习才能快速提高。2007 年他到瑞金医院微创中心进修，郑民华的亲身指导，将邱兴烽从一个门外汉引入腹腔镜的广阔天地，并且在他学习的不同阶段给予持续指导。邱兴烽还师从李国新和池畔，在腔镜胃结直肠手术技巧方面获得了大量宝贵的知识。

三位良师的指导让潜心钻研微创技术的邱兴烽在短短几年内迅速成长，不仅在全国性微创竞技赛中屡获大奖，还发表了一系列论

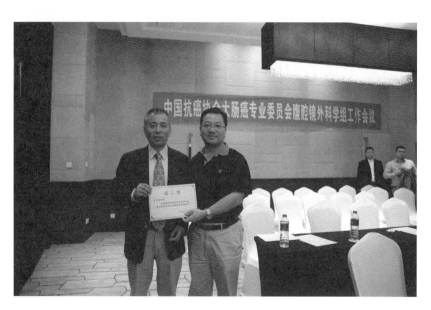

邱兴烽（右一）与郑民华（左一）会议后合影

文，其中包括 2011 年在《中华外科杂志》上发表的《经脐单孔腹腔镜乙状结肠癌根治术》，2012 年在《中华普通外科杂志》上发表的《完整结肠系膜切除在腹腔镜辅助右半结肠癌根治术中的应用》，2014 年在《中华胃肠外科杂志》上发表的《腹腔镜左半结肠癌完整结肠系膜切除术的临床应用》等文章。目前邱兴烽的学术任职包括 ELSA 会员、中国抗癌协会大肠癌专业委员会腹腔镜学组委员等。

福建省肿瘤医院。 在福建省肿瘤医院，2010 年后医院微创手术日益增多，目前微创手术占外科手术的比例约为 40%。腹部外科胃肠专业组在应敏刚院长的带领下，2010 年以后主要开展腹腔镜辅助下直肠癌根治术、左半结肠切除术、右半结肠切除术、根治性全胃 / 远端胃大部分切除术；2011 年开展根治性远端胃大部分切除术全腹腔镜下吻合（B-II 及 Roux-en-Y 吻合）、根治性全胃切除术全腹腔镜下 Roux-en-Y 吻合。2013 年开展单孔乙状结肠、早期中高位直肠根治术；2015 年开展的新术式为远端胃癌根治术全腹腔镜下 uncut Roux-en-Y 吻合。目前，胃肠专业组在遵循肿瘤治疗规范的原则下，早期患者以及经新辅助治疗的患者微创手术比例高达 90% 以上。

胃肠专业组的臧卫东于 2004 年开始接触腹腔镜，他以扎实的外科功底和对微创技术的热爱，在 2010 年以后实现了质的飞跃。2008 年，医院与福建医科大学附属协和医院共同承办了第一届福建省肿瘤高峰论坛，在那次会议上，他担任手术演示的现场助手，池畔、郑民华两位前辈以现场精彩的演讲和手术为他开启了腹腔镜肠癌手术的启蒙之旅。随后，他在大中华结直肠腔镜外科学院多次参加培训，得到郑民华和学院其他教师的指导，这让他受益匪浅。2011 年，他以腹腔镜直肠手术在首届全国结直肠肛门手术录像大奖赛中获优秀奖。在大中华结直肠腔镜外科学院举办的第二届腹腔镜手术视频比赛中，臧卫东一次次晋级，最后荣获冠军。他在回忆这次大赛时说道：

> "在比赛过程中，我受到了池畔、应敏刚及李国新等专家的指导，这帮助我快速提高了手术中的某些技巧。同时，在同道选手的精彩视频比赛中，我们相互学习、取长补短。这些年来，非常感谢国内微创领域的第一代专家们提供的学习机会。2010 年时，我到南方医院参加李国新教授举办的 COE 学习班，通过现场手术观摩，有了更多对腹腔镜胃癌手术的领悟。2013 年，我通过参与李国新教授牵头的 CLASS-01 的研究，加强了在自己腹腔镜胃癌手术研究方面的能力。2014 年，我有幸加入了池畔教授牵头的腹腔镜直肠癌 LASRE 研究。另外，这五六年以来，郑民华教授主持的学组全国腹腔镜与内镜外科会议我年年参加，还有北京肿瘤医院季加孚教授主持的全国胃癌大会暨阳光长城肿瘤学术会议，以及苏向前、孙益红、余佩武、胡建昆、钟鸣、杜晓辉、林锋及黄昌明教授主办的学术会议也都让我获益匪浅。"

杭州市第一人民医院。杭州市第一人民医院在 2011 年前后取得了飞跃式的发展。医院于 2010 年后全面常规开展微创外科手术，涉及普外科所有亚专科、泌尿外科、妇科、胸外科。医院于 2012 年开展经脐单孔腹腔镜手术，应用较多的为经脐单孔胆囊切除术、阑尾切除、腹股沟疝修补等简单术式。目前微创手术占医院整个外科手

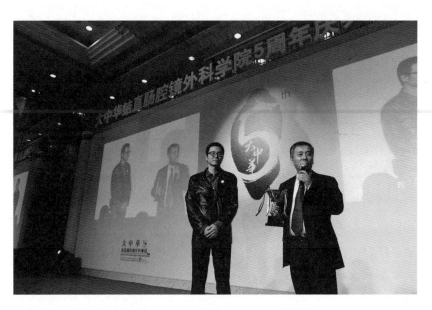

臧卫东（左一）在大中华结直肠腔镜外科学院 5 周年庆典上获奖

术的 60% 以上。医院注重对中青年医师的培养，如普外科的张健等医生。

张健于 1999 年从浙江大学医学院毕业后，一进入医院时就开始接触腹腔镜手术，最初几年主要是做 LC 手术。2010 年以后，随着医院普通外科学科的整合与专业重组，张健主要开展腹腔镜下胃癌、结直肠癌根治手术，以及胃肠良性疾病的腔镜手术治疗、疝与腹壁外科疾病的腔镜手术。

作为青年外科医师，张健在 2010 年以后曾前往国内知名的微创外科中心，得到了郑民华、池畔、黄昌明和李国新教授的悉心指导。这种学习有效地促进了张健在技术方面的成长，尤其是对他解决每一阶段的技术瓶颈很有益处。同时，张健自从参加学组在南京主办的 2008 年年会以来，一直关注并参与每一届的学组全国会议，密切跟踪国内外微创外科的最新技术与发展趋势。

在张健的带领下，其手术团队已经形成程序化运作，目前已经能够成熟地开展腹腔镜辅助下胃癌 D2 根治术，包括腔镜下全胃切除、脾门淋巴结清扫术；保留盆神经的腹腔镜下超低位直肠前切除术（包括部分 ISR 手术）；腹腔镜下右半结肠癌扩大根治术，腹腔镜下左半结肠 CME 手术。自 2014 年以来，张健及团队成员已经全面开展完全腹腔镜下胃癌根治及消化道重建（包括三角吻合、R-Y 吻合、Uncut R-Y 吻合、食管空肠吻合 orvil 技术、Overlap、FETE 等术式），减孔的腔镜结直肠手术、TEM 手术，2016 年开始尝试开展直肠癌的 TaTME 手术。

中山大学附属第六医院。2011 年后，由于器械与技术的进步、培训与交流的增多，一些曾经是很难的腹腔镜手术被越来越多的医院完成。如中山大学附属第六医院在 2012 年 3 月完成的腹腔镜胰十二指肠切除术。患者的肿瘤位于十二指肠胰头周围，传统的治疗手段须行胰十二指肠切除术，这种手术是一种复杂且创伤很大的腹部手术，须行切除十二指肠、部分空肠、胰头以及胆总管下端，再行空肠—胰腺、空肠—胆总管以及胃—空肠吻合等完成消化道重建，手术创伤大，术后并发症多。

患者入院后，向院方表达了希望采用微创手术的愿望。在院长兰平教授的组织下，医院成立了以具有丰富胃肠道腹腔镜手术经验的汪建平教授为首的专家团队，组织了包括普通外科、胃肠外科、肿瘤内科、消化内镜中心、病理科、放射科、麻醉科等学科的医师进行了多学科病例讨论。经过慎重考虑和周密计划后，认为基于医院在腹腔镜领域长期积累的技术，可以为患者进行腹腔镜辅助下胰十二指肠切除术。经充分缜密的手术前准备，由汪建平和兰平主刀，为患者进行了手术，手术过程仅耗时 3 个多小时，手术效果达到预期结果。

2007 年加入中山大学附属第六医院的康亮，他的导师就是汪建平。导师 54 岁才进入腹腔镜手术领域，这让康亮敬佩不已。他在 2008 年获得中山大学的博士学位，那一年康亮开始较多地开展微创手术。为了在理论与实践上获得进一步的提高，他前去瑞金医院微创外科中心系统学习了 3 个月，回来后正式协助开展腹腔镜大肠癌手术，然后进行了腹腔镜疝修补术、腹腔镜胃癌根治术。由于表现出色，康亮获得了国家基金委资助，2011 年—2012 年赴美国佛罗里达州立大学从事大肠癌肿瘤学博士后研究。

由于拥有了多名出色的微创外科专家医生，中山大学附属六院微创外科手术普及率年年提高，目前占普外的手术比例已达到 85% 以上。2014 年 7 月 1 日，医院完成了首例经肛门全直肠系膜切除治疗直肠癌的手术，这一手术对于在腹腔镜结肠癌入路的优化上具有重要的意义，康亮在 2016 年去意大利参加欧洲外科年会，参加中国台湾地区、中国香港地区的国际学术会议时，都与国外专家进行了深入交流，展示了医院在微创技术优化上的成果。

广东省中医院。2010 年 4 月，广东省中医院胃肠外科、胃肠肿瘤外科正式成立。科室学术带头人万进教授具有精湛的开放和腹腔镜技术，并鼓励科室成员不断学习、创新进取。在万进教授的指导下，科室针对腹腔镜胃肠肿瘤根治术开展了一些有代表性的高难度手术：①经过多次观摩黄昌明、李国新教授的腹腔镜胃癌根治术＋脾门淋巴结清扫术，科室开展了腹腔镜下 D2 根治性全胃切除术＋全方位保留脾脏脾门淋巴结清扫术，提出了脾门（No10）、脾动脉（No11 组）后方淋巴结的概念，并观察此组淋巴结清扫的意义；② 腹腔镜下食管空肠吻合术是完全腹腔镜下根治性全胃切除术的难点之一，科室总结了 7 种吻合的方式，并提出直接置入法在临床上有一定的优势；③网膜囊切除目前仍有争议，腹腔镜网膜囊切除技术难度极大，科室结合开放手术熟练应用彭淑牖教授创造的刮吸解剖技术，采用刮吸解剖法从左侧囊外入路行完整的网膜囊切除已成为科室一大特色；④腹腔镜尾侧入路右半结肠癌根治术使得肥胖患者的手术变得简单，也从技术上为初学者提供了保障。

医院大外科主任谭志健教授技艺高超，手术已经达到"技术与艺术完美结合"的境界，完全腹腔镜下胰十二指肠切除术仅需 3 小时 ~5 小时就能完成，使得完全腹腔镜下胰十二指肠切除术又成为医

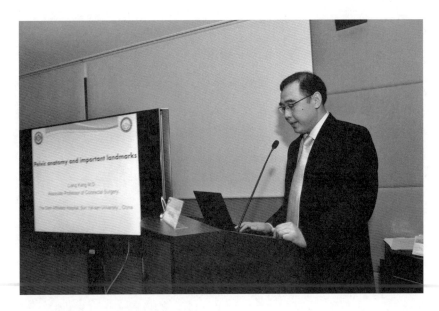

中山大学附属第六医院康亮教授

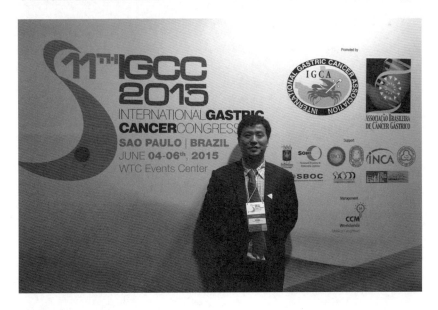

广东省中医院王伟教授

院微创外科的另一标志性手术。王伟教授 2002 年进入医院普外科工作，当时医院的腹腔镜手术主要是 LC。2009 年以后，医院开展了腹腔镜急性期胆囊切除术、腹腔镜胃十二指肠穿孔修补术、腹腔镜阑尾切除术、腹腔镜胆总管切开探查取石引流术；同期，腹腔镜结直肠癌根治手术在医院也逐渐得以开展。在这一阶段，王伟经历了腹部外科的轮训，完成了腹腔镜的扶镜、暴露、缝合、打结、止血等基本功的培训。这些为王伟在腹部外科的综合诊治、处理能力奠定了基础。经过不断的钻研和练习，他在开放和腹腔镜手术上都拥有了非常高的水平；多次在全国性胃肠肿瘤手术视频比赛中获奖，如在全国胃癌学术会议手术比赛中获 2014 年腹腔镜组、2013 年开放组 "Chistaphen Heiwich Braun 外科医师奖"。王伟还被美国胃肠内镜外科医师学会（SAGES）接纳为会员，并成立美国临床肿瘤学会（ASCO）会员，在中国医师协会外科医师分会肿瘤外科医师委员会中青年委员任职。

各类手术在三线城市及县级医院的逐步普及

自 2011 年以来，三线城市以及县级城市的一些医院开始快速发展微创外科技术，既推动了医院的整体手术水平，也让这些地区的广大患者能够更方便地享受微创医学发展的成果，并降低医疗费用。如海南省各市县、包括海口市的几家大医院，在 1992 年—2002 年这十年时间里，腹腔镜手术一直停滞不前。直到 2004 年前后，各大医院才真正意识到腹腔镜手术的重要性，于是纷纷开始购买设备与培训医生，开展腹腔镜手术。到了 2010 年左右，海南省的腹腔镜消化道肿瘤手术得到迅猛发展。到 2015 年年底，海口市人民医院利用腹腔镜技术已完成了 400 多例胃肠道肿瘤手术。这些年来，尽管海南的腹腔镜手术发展很快，但人才依然非常匮乏，海口市人民医院为此设立了腹腔镜人才培训基地，目前已经为全省各大医院培训了近 200 名人才。

山西长治医学院附属和平医院近些年来也在微创技术上取得很大进步。2014 年 9 月 5 日，医院普外二科刘洪洲主任带领其团队，使用 KARL STORZ 公司的 3D 腹腔镜系统，成功为一名患者完成了直肠癌根治术。手术仅用 1 小时 26 分钟完成，术中出血约 15ml。以长治为轴心的太行山地区是多种肿瘤病高发地区，创伤小、疼痛轻、恢复快的微创治疗技术正是广大患者所期望的。为此，医院积极关注微创技术的学习与培训，更多的优秀医生脱颖而出。普外三科主任连长红率先开展的多项微创手术填补了山西省的空白。为了学习微创技术，连长红如饥似渴地阅读医学书籍、钻研专业技术并围绕临床开展科研。有一段时间，他每周六晚都会坐大巴赶往北京，第二天盯着看十几个小时手术后，连夜返回长治，周一按时上班。在掌握了大量新技术之后，连长红还在上党地区起到了一个学科带头人的作用。仅 2013 年，连长红就应邀前往大同、临汾、晋城等多地进行示范手术，协助开展微创手术。

在拥有了出色的微创外科力量后，和平医院多次开办培训班，帮助省内及临近省市的医生提高技术。2016 年 9 月 1 日—2 日，医院举办山西省胸腹腔镜食管癌手术培训班。来自山西、河南两省多家三级甲等医院的胸外科学科带头人及团队成员 30 余人参加。培训中由连长红带领科室团队进行了胸腹腔镜联合食管癌根治术和腹腔镜贲门癌根治术手术技巧现场展示；此外还进行了专题讲座，首都医科大学北京朝阳医院副院长侯生才、山西省肿瘤研究所副所长王俊田应邀分别做了题为"食管癌外科治疗的认识与思考""腹部淋巴结的清扫和胃的游离"的专题讲座。

从 2011 年前后开始，还有许许多多的基层医院在微创技术发展上获得突破，惠及广大边远地区的众多患者。如遵义医学院附属医院、江苏省淮安市涟水县人民医院等。2012 年 10 月 15 日，遵义医学院附属医院成功施行贵州省内首例"胸腔镜下食管癌切除术"。患者为一位中年男性，因进行性吞咽困难 3 个月，经胃镜等检查明确诊断为食管癌。经过充分的术前准备，医院成立了以徐刚主任为指导，蔡庆勇副主任医师主刀的手术治疗组并对该患者施行了"胸腔镜下食管癌切除术"，通过胸部 4 个 1cm~1.5cm 的操作小孔成功完成手术，总体手术创面远小于开放手术，手术取得了成功，患者的住院时间大为缩短。2015 年 10 月 22 日，涟水县人民医院心胸外科对一名患者成功实施医院首例胸腔镜下食管癌切除术。该患者来自涟水县石湖镇徐圩村，10 月 18 日因吞咽困难一个多月来院就诊，经检查后确诊为"食管中段癌"。心胸外科施乃明主治医师经过共同会诊后，为患者拟订了详细的手术方案和诊疗计划，在患者各项检查结果均符合手术要求后，于 10 月 22 日上午对患者进行了手术。

众多基层医院在微创技术上的快速进步，与一些大医院的帮助和指导是分不开的。如瑞金医院微创中心成立以来，与多家医院进行了合作，包括台洲市人民医院、温州医学院附属第一、第三人民医院、绍兴市第二医院、兰州肿瘤医院等；瑞金医院微创中心多年来积极接纳各地进修医师，他们中的很多人后来都成为各地医院开展腹腔镜技术的骨干。暨南大学附一院在这方面也进行了不懈努力。为了推广微创手术技术，暨南大学微创外科研究所每年举办 2~3 次国家级继续教育学习班与学术研讨会，每年培养来自全国的进修医生 300 余名。2012 年前后，暨南大学微创外科研究所呼伦贝尔等基地陆续成立。至 2014 年年底，研究所已在广东、广西、河南、吉林、贵州、内蒙古等多个省市和自治区建立了 18 个微创外科研究基地，将先进的腔镜技术播撒至全国。

2015 年 2 月，研究所所长王存川又带领杨华、王华曦两位医生以及黄韦歆、余淑卿两位护士等微创外科骨干力量来到曲靖市第二人民医院，成立了暨南大学微创外科研究所第 19 个研究所基地。挂牌仪式之后，王存川还演示了 2 台精准腹腔镜袖状胃切除术和 1 台精准腹腔镜胃旁路手术。对于完成中国大陆第一例腹腔镜手术的曲靖二院，王存川一直给予了特别关注。早在十多年前，王存川就将自己已熟练掌握的腔镜甲状腺手术、腹腔镜疝修补术推广到曲靖二院。

浙江邵逸夫医院近年来也积极开展了帮助基层医院的工作。2013 年，医院与金华市武义县人民政府建立全面托管合作办医关系，并依托县第一人民医院成立"浙江大学医学院附属邵逸夫医院武义分院"。经过两年多的携手发展，武义分院综合实力提升显著。基于武义分院取得的成绩，2016 年，邵逸夫医院决定分批投入 8000 万元资金在武义分院成立"邵逸夫医院浙中微创医学中心"，中心于 2 月 23 日举行成立仪式，蔡秀军、武义县县委书记、县长等均到场共同为中心揭牌。邵逸夫医院浙中微创医学中心将在解决浙江省三线及县级城市百姓看病难、看病贵的问题上发挥高效作用，让很多原来要到省级医院去做手术的患者，可以方便快速地在离家很近的地方住院就医。中心计划依托邵逸夫医院的微创优势，积极开展各类与微创相关的新技术新项目，如心脑血管的介入治疗、外周血管疾病的微创治疗、甲状腺乳腺肿瘤的微创治疗等，逐步将中心建设成为辐射浙中地区的示范性区域微创医学中心，造福武义及周边金华、义乌、东阳、永康等地数百万群众。

近年来，上海中山医院在帮助基层医院方面，致力于打造"流动的中山医院"。2010 年，医院委派普外科刘凤林等医生带领"中山富源医疗队"，前往云南省曲靖市富源县人民医院支援。2013 年 2 月 1 日，该医院迎来了二级甲等医院的评审。回忆起多次千里迢迢前往富源的经历时，刘凤林不无感触地说道：

"2010 年时，医院设施落后、科室不全，当地人生了大病只能往城里跑，遇到危重情况往往束手无策。如今，'富源县的中山医院'的名声已经传到了周边城市，许多乡镇、其他县城乃至昆明市的居民都慕名前来问诊。为了切实提高富源县人民医院医师的水平，我一直坚持授人以鱼、不如授人以渔的工作方针，敢于放手，鼓励医院的医师们自己动手。刚开始的时候，我作为主刀医生一边讲解手术技巧，一边讲解扶镜要点。很快，当地医师就可以独立开展择期的腹腔镜胆囊切除。"

在初步实现了让当地医师掌握腔镜技术的援助目的后，为了演示腹腔镜技术的最新进展，在没有特殊器械的情况下，刘凤林开展了腹腔镜单孔胆囊切除术。手术成功后才得知是曲靖市第一例，这吸引了曲靖二院外科的两位主任赶来富源学习，扩大了富源县人民医院和中山医疗队的影响。随着病例数增加和影响扩大，当地医师中掀起腹腔镜的热潮。贵州的医师也闻讯来学习和参观，并邀请刘凤林和富源县人民医院外科主任前往进行手术演示。

去富源援助的 5 年多时间里，刘凤林曾经接待过一位患有胃间质瘤的年轻女性患者。若进行传统开放手术，患者必然会经受较大的创伤，腹部疤痕也会相当明显。刘凤林考虑再三，决定根据患者需要，开展曲靖市首例腹腔镜辅助胃大部切除术。手术后患者恢复顺利，手术切口仅仅 5 厘米，受到当地医生和患者的交口称赞。这例手术完成不久后，昆明一位高龄升结肠癌患者的家属，专程从昆明来富源向刘凤林咨询微创治疗的可行性。刘凤林仔细询问了患者的病史，了解到患者去年刚接受股骨头置换手术，术后出现过静脉血栓。刘凤林在和麻醉科方浩医生会诊讨论后，决定克服硬件条件不足的困难，以技术来弥补。他们精心进行了术前准备，为患者施行了曲靖市首例腹腔镜辅助右半结肠癌根治术。

术后，刘凤林每天都亲自观察患者的病情变化，他不仅没有应用止血药物，反而使用了低分子肝素的抗凝药物和规范使用抗感染药物，还鼓励患者早期下床活动，平稳渡过术后肠麻痹。术后患者第 3 天即下床活动，7 天顺利出院。通过该病例，刘凤林还进行实例教学，向富源县人民医院的医生传授上海中山医院外科术后常规，如外科常规抗生素使用、静脉营养以及术后常见并发症等处理，改变了医院医生的很多传统做法，特别是术后止血药物和抗感染药物的应用。"中山富源医疗队"不仅给当地带来第一台腹腔镜手术、

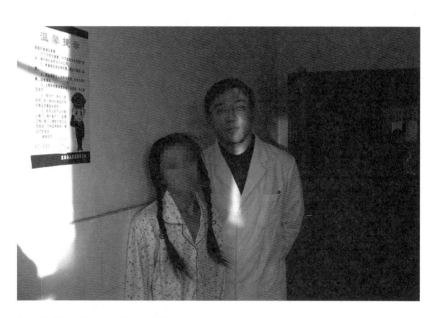

刘凤林（右一）与腹腔镜下胃大部切除术患者合影

第一例单孔腹腔镜胆囊切除、第一例腹腔镜胃大部切除术，还带来了医院管理水平和服务理念的提升。可以说，富源县人民医院近年发生了很大变化，医务人员的精神面貌焕然一新。

除了上述提及的医院外，还有很多大医院以提供培训、派遣医生、开展合作等方式帮助基层医院在微创技术上快速进步。基础医疗机构长期以来缺人才、缺技术，这些大医院在提供帮助时，不仅"输血"，还注重发挥"造血"的作用，开展技术帮扶、业务培训和技术指导，同时还努力灌输流程管理的理念，为基层医院培养管理人才、增强服务意识。

微创技术步入 3D 与机器人时代

2011 年 KARL STORZ 等公司的 3D 摄像系统上市，带来震撼视觉体验。与传统腹腔镜手术系统仅能显示二维平面的手术视野相比，3D 全高清腹腔镜手术系统还原了真实视觉中的三维立体手术视野。在三维高清视野下，细如发丝的解剖结构也能清晰可见，不同层面的血管、神经和组织间隙之间的立体感更强，与普通视野下的开放手术一样真切，使术者对手术路径的判断更精准。三维视野纵深感更强，有助于准确判断组织结构形态，从而更加精准地进行组织分离操作，且空间定位准确，有利于复杂的微创操作。

国内首例 3D 全高清腹腔镜手术由郑民华于 2012 年 10 月 25 日成功实施。手术为直肠癌根治术，虽然患者的肿瘤体积较大并已占据肠腔的全周，增加了手术难度，但整台手术只用了不到 1 小时即告完成，术中几乎没有出血，盆腔神经等重要的功能性结构也得以完整保留。6 天后，郑民华又为一名 84 岁的女性病人进行肠癌根治术。这是 3D 高清腹腔镜手术在国内接治的第二位患者。3D 手术的出现，代表着微创外科与时俱进的求新求变，对于 3D 微创手术的功效，郑民华在是如此评价的：

> "3D 手术恢复了自然视觉的优势，改善了腹腔镜医生对深度的感知，这是二维视觉效果无法实现的；它可以最大限度地减少意外损伤血管的风险，使医生分离血管、肠壁乃至操纵体内缝合时更加得心应手，也有助于更为干净地清扫淋巴，减少各步骤所需时间，为实现复杂程度更高的手术提供硬件准备。3D 技术对完成肝脏等精细度高的手术具有更重要的意义。3D 全高清摄像镜头通过一个 360 度全景旋转的机械臂加以支撑，由主刀医生亲自进行电子智能化的操控调整，因此手术视野的稳定性更高。在场的所有助手、护士、参观学习者等人员只需佩戴一副偏正光眼镜，就都可以与主刀医生共同体会如 3D 高清电影一般最为真实的手术视觉感受，因此，3D 手术对于医学教学与培训具有重要意义。"

继瑞金医院完成国内首例 3D 微创手术后一个多月，2012 年 12 月 3 日，北京协和医院也上演了一场"3D 大片"。泌尿外科的李汉忠主任为一名 60 岁的男性成功完成了 3D 腹腔镜肾盂旁囊肿切除术。肾盂旁囊肿切除术常常存在肾脏、血管及肾盂损伤的隐患，术中易出现大出血，而且术后漏尿的风险也较高。如采取普通腹腔镜手术，

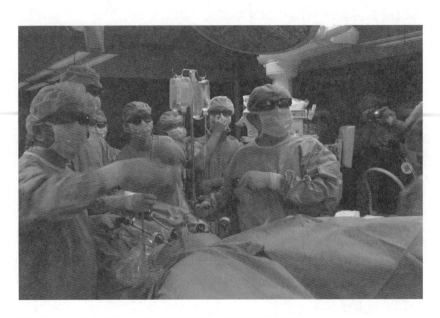

郑民华（左一）与团队成员完成中国首例 3D 腹腔镜直肠癌手术

由于解剖层次多、血管复杂、手术难度大及二维监视器画面缺乏纵深感的因素，需要手术医生具有很高的镜下技术。作为国内著名的泌尿外科专家，李汉忠曾完成了大量腹腔镜下各种泌尿外科手术，当医院引进 3D 设备后，他就想到要在肾盂旁囊肿切除术中应用这一技术。透过 3D 眼镜，李汉忠和助手医生眼中的腹腔内组织高低远近清晰，通过监视器可以清楚地看见囊肿几乎围绕着肾动脉、肾静脉和输尿管。半小时后，手术便顺利完成。

2013 年 6 月，浙江邵逸夫医院蔡秀军院长领衔的微创团队引进了 3D 高清腹腔镜系统。7 月 4 日进行 3D 腹腔镜辅助胰十二指肠切除术一例。至 2014 年 1 月底，已经开展了胆囊切除术 20 余例，胆总管探查取石术 2 例，脾脏切除术 4 例，胃癌根治术 8 例，肝脏切除术 15 例，胰十二指肠切除术，取得了令人满意的效果。

厦门大学附一院 2014 年起开展 3D 腹腔镜手术，尤俊撰写的《3D 高清腹腔镜在腹腔镜辅助根治性全胃切除术中的对比应用》一文发表于《中国微创外科杂志》。2014 年 11 月 6 日上午，北京同仁医院南区开展了首例 3D 腹腔镜结肠癌根治术。手术室里，伍冀湘院长和手术助手佩戴 3D 眼镜，一边聚精会神地观察着显示屏，一边熟练而精准地分离肠系膜，处理系膜血管，清扫淋巴结，游离肠管，经过 2 个小时的精细操作，北京同仁医院南区首例 3D 腹腔镜手术圆满完成。

2014 年 7 月，北京医院普通外科宋京海副主任和赵刚副主任医师，完成了北京地区首例 3D 腹腔镜下机械臂扶镜辅助的袖状胃切除减重手术。术中利用机械手臂进行扶镜辅助，此举在国内当时尚不多见，机械臂的应用可以减少人工扶镜的不稳定性，在术中术者及助手可自行调节腔镜视野的位置，并可减少一名扶着腹腔镜的手术医生，这使得微创手术技术再上了一个高度。

2014 年 10 月 21 日，顺德区第一人民医院肝胆脾甲状腺外科主任王卫东带领手术组，成功完成了佛山地区首例智能机器人臂辅助 3D 腹腔镜胆囊切除手术。10 月初，一位 53 岁的男性患者因上腹部长期疼痛来到医院求诊，检查结果为结石性胆囊炎。病人胆囊炎反复发作，病史较长，手术难度大，王卫东决定运用医院最新引进的智能机器人臂辅助 3D 腹腔镜手术系统，为该患者进行手术，最终手术获得成功。

2014 年 10 月，中山大学附属第二医院（孙逸仙纪念医院）胆胰外科陈汝福教授成功运用 3D 腹腔镜，进行了保留脾脏的胰体尾切除术（TLDP）。手术中，陈汝福凭借娴熟的腹腔镜操作技能，借助于 3D 的逼真图像还原技术，将胰腺自脾动静脉主干前面完整分离，良好地保留了脾脏，轻易、安全地处理了胰腺断面，术中几乎无出血，患者术后恢复明显加快。

唐都医院普通外科于 2008 年引入第一台全高清腹腔镜设备。何显力及微创团队医生从自身的实践操作中体会到，高清腹腔镜、3D 腹腔镜等影像系统，超声刀、Ligasure 等高级能量设备、Orvil 等消化道重建器械，单孔手术器械以及各种类型的结扎夹、无损伤缝线、V-lock 缝线等对改进手术质量、拓展手术种类均起到了至关重要的作用。

自 2013 年开始，全国各地陆续有大量医院引入了 3D 系统，包括中山大学附属第一医院和附属第六医院、上海中山医院、杭州第一人民医院、华西医院、厦门大学附属中山医院、福建省肿瘤医院、

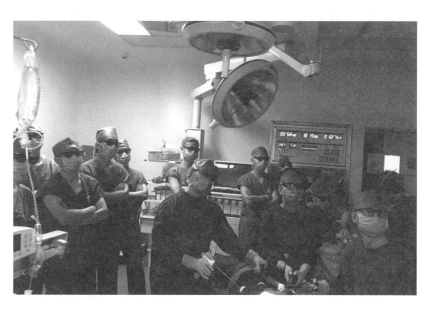

何显力（中）与团队成员完成 3D 腹腔镜手术

北京大学肿瘤医院、西安交通大学医学院第一附属医院、中国医学科学院肿瘤医院等医院。由于 3D 腹腔镜在手术中可以减少出血，提高手术疗效，更好地迎合创伤小、疼痛轻、恢复快的微创精准治疗需求，3D 腹腔镜手术自 2012 年首次在瑞金医院微创中心开展以来，逐渐得到全国众多医院和病人的高度认可，越来越多的医院开始配备 3D 腹腔镜，并让微创医生掌握这门技术。

近年来，引入机器人是微创手术的又一技术突破。与传统微创技术相比，机器人手术具有多方面优势。对操作的医生来说，手术机器人在临床领域的应用将外科手术提高到了一个新的高度。在精确性方面，手术视野放大倍数可以达到 10 倍以上，能为主刀医生呈现患者体腔内三维立体高清影像，极细小的血管也能一目了然，同时手术器械可以模拟人手腕的灵活操作，滤除不必要的颤动，超越了人手的精确度。

解放军 301 医院、解放军 306 医院、上海中山医院、南京军区总院、瑞金医院、西南医院、北京协和医院等医院早在 2010 年之前就引入了达芬奇手术机器人。2009 年 7 月，上海中山医院泌尿外科在国内率先开展了达芬奇手术机器人辅助腹腔镜肾盂成形术。2010 年，西南医院普外科在科室主任余佩武的带领下，在国内率先开展达芬奇手术机器人辅助胃癌根治术。2013 年 11 月，西南医院又为一位中年女性患者完成了胃癌根治术。3 年多来，医院在该项手术上取得了显著的临床疗效，不少患者慕名前来就诊。2015 年 1 月，湖北省首批达芬奇机器人落户在华中科技大学同济医学院附属同济医院。

2016 年 6 月 3 日，甘肃省人民医院普外临床中心由苏河教授带领医院机器人手术团队，为两位患者分别实施机器人低位直肠癌全系膜切除术、全胃切除 D2 机器人胃食管结合根治术。两例手术均进行顺利，患者术后恢复良好。这两例手术开创了西北 4 省机器人微创手术的先例。

达芬奇机器人虽然具有诸多优势，但由于成本高，往往适合于手术部位比较隐蔽或者操作比较复杂及操作时间较长的外科手术。操作达芬奇机器人，对医生资质要求非常严格。操作机器人的医生通常得具备高级手术资格，且必须到国家卫计委认可的达芬奇机器人培训基地取得培训合格证。只有合格者才能拿到机器人启动授权卡。此外，机器人微创手术在医师手术适应症把握、安全管理、流程管理、手术分级及手术医师分级等方面要求也非常严格。

在代谢性疾病、减肥术上的大面积应用

早在 2000 年前，腹腔镜就开始应用于甲状腺及过度肥胖病手术。随着国民生活水平的不断提高，以病态性肥胖和高血糖、脂肪肝等为核心的代谢性疾病，已经成为我国继肿瘤、心脑血管疾病之后的第三大疾病群。对于病态性肥胖、糖尿病和其他代谢病的治疗，传统的治疗模式主要采用内科疗法，不能很好地控制病情及其并发症的发生率，且终生服药令许多病人无论从经济上或依从性上都难以坚持。而腹腔镜外科手术治疗代谢病疗效良好，国内许多医院在 2000 年以后都陆续开展，随着技术的成熟与疾病人群的扩大，多家医院开始将微创手术治疗代谢病作为一个新兴的亚专科。

在国内最早几家开展代谢病微创外科手术的暨南大学附属第一医院（广州华侨医院）在 2011 年 6 月，王存川以其精湛的腹腔镜技术，采用专用器械为身高 155 厘米、体重 225 公斤的"中国第一胖"梁用进行了腹腔镜胃旁路手术，术后半年患者减轻体重 100 斤，甩掉了"中国第一胖"的称号，生活质量明显提高。基于王存川及其团队的技术优势和手术经验，医院开展广东省和全国腹腔镜减重手术学习班 20 多次，培养了一大批代谢性疾病微创外科治疗的高技术人才。

作为国内开展腹腔镜胃旁路手术治疗代谢疾病手术最成熟和例数最多的医院，广州华侨医院 2013 年 5 月 15 日正式成立了肥胖与代谢病多学科诊治中心。医院基于 12 年的腹腔镜治疗经验，组织了由胃肠外科、内分泌科、五官科、营养科、心内科、儿科、呼吸内科、消化内科、内镜中心、妇科、康复科、骨科、整形外科、心理医学科和针灸科等各科专家组成的肥胖与代谢病多学科诊治中心专家组，全方位联合为肥胖症及代谢病患者选择适宜的规范治疗方案；在减肥术中，向不同类型的患者提供胃旁路手术、袖状胃切除和胃束带术三种术式。中心成立以后手术量增加很快，前 12 年总共完成 300 余例，而如今一年即达数百例。

中山大学附属一院也开展了多年的腹腔镜治疗肥胖与代谢性疾病。2011 年 1 月 4 日，医院微创外科完成了一例高难度肥胖病人减肥手术。患者因患 2 型糖尿病、III 度肥胖症、高血压病（3 级高危组）、代谢综合症及腔隙性脑梗塞等，在医院内分泌科住院接受系统的内科治疗；1 月 2 日转入微创外科，术前经过包括内外科系统在内的多学科严格评估后，认为符合减重手术指征，1 月 4 日由微创外科谭敏教授主刀，在全麻下对患者行腹腔镜袖状胃切除手术、胃空肠 Roux-en-Y 吻合术。

2013 年 8 月，北京天坛医院普外科为一位身高 1.6 米、体重高达 130 公斤的中年女性成功实施了腹腔镜下袖状胃切除术。这是该院自开展减重手术以来体重指数最大的一例微创减肥手术，主刀医生为普外科主任医师白日星。普外科特别组织了医疗团队为患者进行详尽的术前评估，并请麻醉科、ICU、内科等相关科室进行会诊，制订出完善的手术方案。手术顺利完成约用时 100 分钟，术中出血量不到 100 毫升。

上海中山医院代谢手术多学科团队于 2013 年成立，2015 年 4 月 3 日成功为"上海第一胖"（体重近 400 斤）的男性肥胖患者实施腹腔镜袖状胃切除手术。术前，代谢手术团队负责人秦新裕、高鑫教授召集了包括内分泌科、普外科、麻醉科、ICU 等在内的多学科会诊，以评估病情并采用针对性措施确保手术的顺利。手术中各科专家进行了严密的配合。由于该患者是一个可预见的困难气道患者，麻醉科主任薛张纲仔细为病人摆放插管体位，并选择特殊的插管工具的方法；患者厚厚的腹壁脂肪增加了手术难度，主刀医师吴海福在普外科副主任楼文晖的指导下，采用了特殊加长器械；为了减少术后肺部并发症，ICU 副主任钟鸣术前即给患者进行了呼吸锻炼。在多方的配合下，手术顺利完成。

2016 年 4 月 26 日，中南大学湘雅医学院附属株洲医院——株洲市中心医院肥胖减重和糖尿病微创治疗中心成功为湖南省减重手术"第一胖"的患者（体重近 350 斤）实施了腹腔镜袖状胃切除手术。该患者入院后，在医院肝胆胰外科主任唐才喜的指导下，医疗团队与麻醉科、内分泌科等科室进行了多学科讨论，制订了完备的手术方案，从患者的接送、麻醉、手术过程、复苏、转运等过程都进行了仔细规划。患者术后 6 天康复出院，术后 1 个月减重近 40 斤，心、肺、肝等各脏器功能较之以前都得到了改善。

武汉协和医院胃肠外科主任陶凯雄自 2008 年起，最初在上海长海医院郑成竹教授的指导下，带领微创团队医生开始了肥胖与糖尿病的腹腔镜手术临床应用，早期是腹腔镜下胃绑带术，后来开展了腹腔镜下胃袖状切除术、腹腔镜下胃旁路术等。

全国性竞技大赛推动微创外科技术的不断提高

2011 年前后，在全国性以及省级医学协会组织的外科技术大赛中，微创手术比赛越来越多，各外科领域已经娴熟掌握微创技术的医生踊跃参加了这些比赛。他们渴望展示自己的技术，也希望向同道医生学习。可以说，这些比赛既为中国的微创外科挖掘了人才，又培养了人才。

2011 年，中华医学会外科学分会组织了全国青年普通外科青年医师大赛，这是有史以来第一次全国范围的手术视频大赛。比赛分三个阶段进行，首先在各省进行选拔，然后在全国分为华东、华西、华南、华北、华中 5 个区域进行淘汰赛，最终从全国 500 余名参赛选手中选出 24 名参加全国总决赛。总决赛分胃肠疾病及肝胆胰疾病 2 个大组进行，两组各设一等奖 1 名、二等奖 2 名、三等奖 3 名。比赛全部采用评委专家无记名、盲审的方法进行评选，体现了比赛

的公平和公正性。华西医院胃肠外科中心王自强副教授的参赛作品
《腹腔镜低位直肠癌手术直肠系膜完整切除的技术要点》获得胃肠
组一等奖。

2012 年，中国医师协会外科医师分会微创外科医师专委会主办
了中国微创基本技能竞技大赛，总决赛于 11 月在北京举行。比赛自
2012 年 8 月始，全国 30 多个省市分为 7 大区同时启动，经过城市
赛、区域赛的层层筛选，最终有 26 名选手参加北京的总决赛。经过
抓持传递、分离剪切、缝合打结等三轮激烈紧张的比赛，中山医院
附属二院的肝胆胰外科陈捷医生与林浩铭医生分别以总分第一名与
第五名的成绩荣获一等奖和三等奖。

2013 年，大中华结直肠腔镜外科学院策划了形式新颖的 2013—
2014 年度大中华达人赛。达人赛历时 11 个月，由郑民华、周总光
担任大赛主席，大赛首创导师辅导制，并分为 AB 组。A 组导师由李
国新、杜晓辉、何显力、钟鸣四位知名腹腔镜专家担任；B 组导师
由池畔、孙跃明、陶凯雄、王自强四位知名腹腔镜专家担任。

这次达人赛不仅提供了一个优秀腹腔镜医生展示的舞台，也
是一个培养优秀青年医生的孵化器，能够切实帮助参赛选手提高临
床整体诊疗水平以及手术的规范化。有 8 名选手在半决赛中杀出重
围，总决赛最后在南京圆满落下帷幕。在 11 个月的时间里，大赛选
手接受了全国顶尖腔镜结直肠专家的全方位辅导，形式包括专场手
术观摩、鸿雁传书、空中课堂等。厦门大学附属中山医院的邱兴烽
获得大赛第一名，瑞金医院的冯波获得第二名；漳州市医院的郭银
枞、南昌大学附属一院的张海涛、安徽医科大学附属一院的李永翔
获"风范达人"奖；无锡市第四人民医院高其忠、河北省四院周超

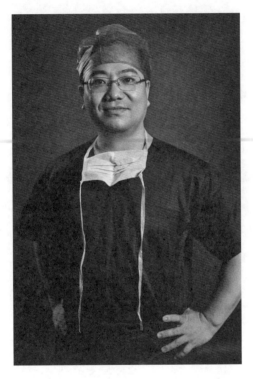

2013—2014 年度大中华达人赛第一名大奖获得者邱兴烽

熙、解放军 150 医院赵艇获"实力达人"奖。

2014 年 6 月 28 日，由中国抗癌协会胃癌专业委员会主办、北京大学肿瘤医院承办的第九届全国胃癌学术会议暨第二届阳光长城肿瘤学术会议在北京召开。为了给青年医师提供更多的展示平台，会议设立了第一届腔镜胃东亚青年论坛 Power Show 中国选拔赛以及中国中青年医师胃癌手术大赛。在 Power Show 中，厦门大学附属第一医院的尤俊获卓越奖、西安交通大学附属第一医院樊林副教授荣获一等奖。在中国中青年医师胃癌手术大赛中，邱兴烽获得佳绩，荣膺胃癌手术视频大赛阳光长城奖。

2015 年 6 月 27 日，第十届全国胃癌学术会议暨第三届阳光长城肿瘤学术会议在北京召开。会议再次设立了中国中青年医师胃癌手术视频大赛，杭州第一人民医院的张健获腹腔镜组冠军。同年，在杭州举办的 2015 浙江省结直肠外科医师年会暨第二届结直肠肛门疾病微创外科之江高峰论坛上，在结直肠手术视频比赛环节中，张健以"腹腔镜低位直肠癌前切除术"这一参赛作品，获得省内各大医院结直肠外科主任评委以及现场参会人员的普遍赞誉。全省共计来自 18 家医院的选手参与竞争，最终经大会组委会及评委综合评议，张健获得了第二名的佳绩。

2016 年 5 月 14 日，第十一届全国胃癌学术会议暨第四届阳光长城肿瘤学术会议再次在北京召开。此次会议首次移址国家会议中心举办，会议规模空前，会议官方用语采用英语，吸引了来自日、韩等胃癌领域发达国家的代表。在 15 日大会举办的 2016 中国中青年医师胃癌手术大赛总决赛环节中，福建省立医院胃肠外科的薛芳沁摘得本次大赛腔镜组的桂冠。薛芳沁初次参赛便以其精湛的手术技巧，独特的胰腺后入路脾门淋巴清扫方式，以及和助手之间默契流畅的配合，赢得大赛评委们的一致好评与观众们的踊跃投票，以极大优势摘下了大赛 Theodor Billroth 奖，成为本次大赛腔镜组冠军。

2015 年《腹腔镜外科杂志》与美敦力创新外科共同举办了首届 CATP 镜技影院腹腔镜胃肠手术比赛。比赛自 2015 年 4 月份开始征集优秀手术视频，幅射全国 21 个省市，各地的青年医师踊跃报名参赛。经过半年的线下甄选及精彩激烈的四站区域选拔，最终有 9 位腔镜外科医师脱颖而出，包括陈功（中山大学肿瘤防治中心）、韩晓鹏（兰州军区总医院）、马君俊（上海瑞金医院）、吴杨（安徽省立医院）、杨国山（清华大学一附院）、张健（杭州市第一人民医院）、邹瞭南（广东省中医院）等。经过激烈的角逐，11 月 13 日吴杨医师获得胃手术组冠军，马君俊获得结直肠手术组冠军。现场评审团由 16 位全国知名腔镜外科专家组成，包括：郑民华、李国新、宋纯、程勇、郭银枞、季刚、李勇、李智、刘凤林、许燕常、于文滨、余江、臧路、张宏、赵刚、郑朝辉教授，16 位专家进行了专业评审与悉心指导，让在场的选手医生与观众医生均获益匪浅，对胃结直肠腹腔镜技术在全国青年医师中的推广起到了积极作用。

微创世界，协作创新

2011 年以来，国内腹腔镜培训逐渐进入专科化阶段。各大医院开始提供专科化培训，全球微创手术器械公司也陆续独立成立研究院或与各大医院合作开展培训。2011 年 7 月，巴德医疗公司中国医学科学中心在北京成立疝发展研究院。巴德公司是最早在中国推广无张力疝修补技术的国际医疗器械设备公司之一，研究院的成立宗旨是为业内人士提供一个专业的培训和交流平台，帮助医护人员掌握新技术和新方法。研究院开展各种互动式手术实况演示活动、金字塔型课程教学等。2015 年，在美敦力公司的支持下，浙江邵逸夫医院成立中国腹腔镜肝脏外科学院，由蔡秀军担任院长，学院在全国范围内进行基础培训、青年计划和高级培训。

2014 年 4 月，复旦大学附属华山医院为扩大和提升临床技能教学的规模，与美敦力柯惠强强联合，共同创立了"华山－柯惠临床技能培训学校"。华山医院与柯惠携手，在课程教学、临床技能实践等方面发挥各自的领军优势，开设了外科微创手术基础与临床课程。学校开设一年多后，通过理论授课、杆箱操作、动物实验提升了住院医师和专科医师学员的内镜临床操作水平。在 2015 年 5 月 29 日的结业典礼中，31 名学员全部顺利结业。强生公司联合瑞金医院设立的大中华结直肠腔镜外科学院自 2008 年成立以来，不仅培训了来自全国的大量医生，举办全国性比赛，还出版了由郑民华主编的《腹腔镜结直肠癌根治术操作规范》等进阶教程。

自 2011 年前后，随着腹腔镜技术的不断普及与进步，专题会议逐渐增多。如在泌尿外科微创方面，近年来就举办了许多专业化程度很高的会议。2014 年 8 月 6 日—7 日，南方医科大学广州珠江医院主办了珠江国际泌尿外科微创高新技术论坛。2015 年 7 月 24 日—26 日在成都召开了 CUA 2015 全国微创泌尿外科专题会议，这次会议由中华医学会、中华医学会泌尿外科分会（CUA）、CUA 微创学组、四川省医学会联合主办，会议对各种泌尿微创手术前沿和热点问题（如腹腔镜膀胱癌、前列腺癌根治术、NSS 微创手术技巧等）开展专题讨论。视频交流成为本次会议的重点，会议精选手术视频进行专场交流，设立了腹腔镜手术、结石微创手术等专场视频交流。除了完整手术视频演示和剪辑手术视频演示外，会议还设立了手术技巧、改进、并发症及应急处理方面的交流。

在胸腔镜微创手术方面，近年来全国各地也举办了许多专业化程度高的会议。2015 年 12 月 4 日—5 日在宁波召开了由宁波市医学会主办、宁波市第七医院协办的 2015 年宁波市医学会胸腔镜分会学术年会。会议上不仅介绍了胸心外科微创领域的最新进展，还以实际解决基层医疗单位工作难点为交流重点。

近两年来，各地医学会微创外科学分会、各地微创医师协会开始成立专科协会以及青年协会等。2015 年 8 月，山东省泌尿外科学分会微创学组正式成立。同年 11 月 20 日，山东省医师协会腔镜外科医师分会成立胸腔镜委员会。11 月 13 日，山东医师协会成立小儿外科内镜委员会。在医学创新的过程中，青年医生是走在创新探索和实践前列的生力军，各协会开始更加重视青年医师的力量。浙江省医学会微创外科学分会青年委员会经过数月的准备与筹划，于 2015 年 5 月 17 日成立。成立大会由浙江省医学会、邵逸夫医院、德清县医学会和德清县人民医院联合主办，开幕式在德清县人民医院举行。这一协会的成立，让浙江省微创外科学界的青年医师又多了一个专业上的"家园"。

国际交流与学习

2011 年以来，在中国经济迅猛发展和中国微创技术快速进步的大背景下，中国的微创外科在国际交流方面也逐渐增多。中国的微创医生不仅向欧美和日韩微创技术领先的医院学习，同时也在一些领域向欧美和日韩、印度医院积极交流与传授技术。

在瑞金医院，郑民华曾赴法国、日本、印度、泰国、意大利等国家进行手术演示，指导国外医师开展腹腔镜手术，包括日本 AETF 培训中心、法国 IRCAD 培训中心、印度 GEM 医院、印度 Global 医院、泰国 RAMATHIBODI 医院、意大利比萨大学等。在印度，郑民华教授受到印度卫生部长接见并被授予"突出贡献"奖。中心还培养了多名骨干医生，如李建文主任医师为亚太疝协会（APHS）委员与 ELSA 委员及中国医师协会疝与腹壁外科专委会侯任主委。中心还与学组一起成功申办了由世界内镜外科医师协会联盟（IFSES）和 ELSA 联合主办的 2016 年第十五届世界内镜外科年会。

2011 年 11 月 25 日—27 日，复旦大学附属中山医院、《中国实用外科杂志》等联合主办的 2011 中山外科论坛暨第四届中日韩胃癌论坛在上海召开，现场代表 200 多名，会议同时向全国 13 个大中城市现场直播。会议特邀日本国立癌症中心医院上消化道外科主任 Hitoshi Katai、韩国高丽大学上消化道外科、微创外科与机器人外科中心 Sung-Soo Park 教授等国内外嘉宾参会并发表演讲。规范的手术治疗，特别是微创外科在胃癌手术治疗中的应用是本次会议的焦点之一。韩国当时是世界上开展微创胃癌手术，包括机器人外科手术

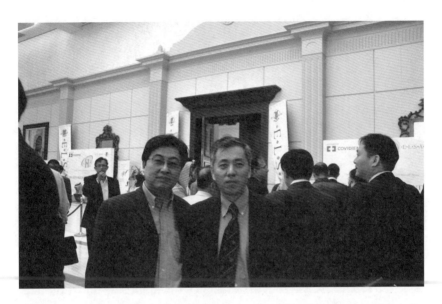

兰州大学第二医院王琛院长（左）与郑民华教授（右）在 2012 年沙特 ELSA 会议上

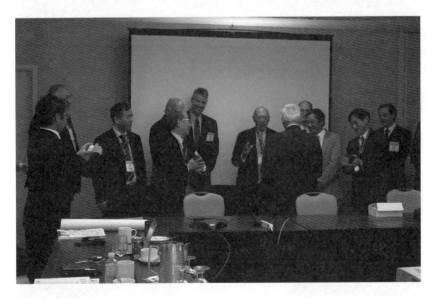

2012 年在墨西哥举办的世界内镜外科联盟执委会上，成功申办 2016 年在中国举办第 15 届世界内镜外科会议

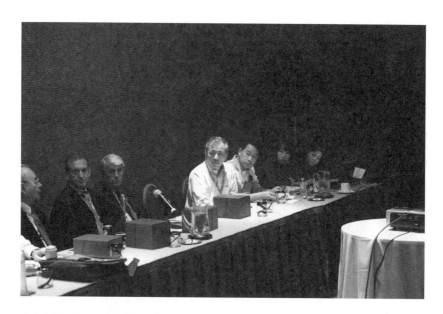

成功申办 2016 年第十五届世界内镜外科年会

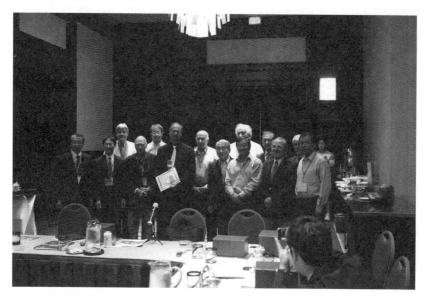

2012 年在墨西哥举办的世界内镜外科联盟理事会合影

最多的国家之一，Sung-Soo Park 等医师分别介绍了韩国早期胃癌进行微创治疗的经验。

2011 年 11 月，厦门大学附属中山医院举办了中德甲状腺与疝气微创外科国际论坛。会议邀请中德两国多名甲状腺及疝外科专家授课，就甲状腺、疝外科微创诊疗的国内外最新进展、规范化治疗进行专项探讨交流和现场手术演示。来自德国的甲状腺微创专家托马斯·威廉教授演示了经口腔镜下甲状腺切除手术。这是通过人体的自然腔道进行手术，相比经胸乳或腋窝进行手术，它能真正达到"无疤"的微创手术效果，而这种手术需要医生对口腔的解剖结构有非常精细的掌握。

2013 年，已有 7 年历史的中日韩腹腔镜胃癌手术联席会议首次移师中国，在上海召开第八届会议。此次会议共有 40 余位中日韩三国腹腔镜胃癌外科领域的顶尖专家参会。该会议于 2006 年由日韩首次联合举办，此后每年由日韩两国轮流主办。2012 年，郑民华受邀参会并提议自 2013 年起由中日韩三方每年轮流主办该会，均由代表本国最高水平的专家参加。第八届会议期间，共有 27 位专家就目前腹腔镜胃癌手术的前沿问题做了学术交流。

2013 年 4 月 16 日—22 日，郑民华、中山大学附属三院的卫洪波教授等 12 位国内著名胃肠内镜外科专家，代表中国医学界应邀出席了在美国马里兰州举行的美国胃肠内镜外科医师学会（SAGES）年会。大会重点交流胃肠微创外科领域的最新进展和争议。参会期间，卫洪波等 12 人被 SAGES 接受为国际会员，这体现了美国医学界对于中国胃肠内镜手术技术的充分肯定。

2014 年 12 月，2014 ELSA 会议在印尼召开。1500 余名亚太、

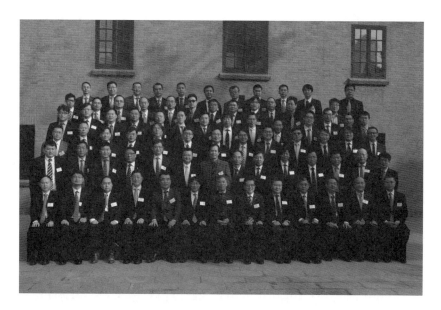

第 8 届中日韩腹腔镜胃癌会议代表合影

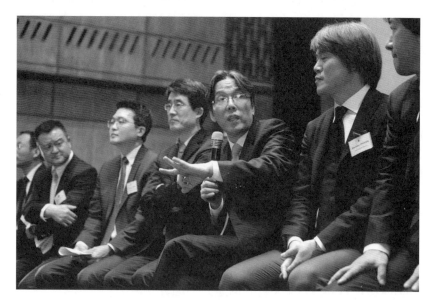

第 8 届中日韩腹腔镜胃癌会议专家在交谈中

欧洲、美国等国家与地区的知名专家学者参加了会议。郑民华受邀出席并做大会主题报告。郑民华介绍了自己主编的大中华结直肠腔镜外科学院的进阶培训教材以及高效实用的"三天课程法"培训模式。该培训模式已指导国内 40 余家医院开展腹腔镜胃肠手术，培训了 2000 余名腹腔镜外科医生，对此他建议其他国家也可做尝试与推广。此外，由于亚太是胃癌的高发地区，对腹腔镜进展期胃癌的手术技术要点及循证医学评价也是本次会议的热点之一。郑民华表示，未来中国还将开展更多的多中心 RCT 研究，积累数据，以向国际同行更好地展现中国微创外科的成果。

近两年来，欧美及日韩前来中国大医院交流微创技术的医生逐渐增多，医院不仅包括在北京、上海、广州的各大医院，还包括在其他城市的医院，如四川医科大附一院、山东齐鲁医院、中国医科院附属肿瘤医院、唐都医院等。四川医科大附一院与日本昭和大学横滨北部医院的合作就非常富有成效。2015 年 9 月 24 日，日本昭和大学横滨北部医院消化疾病中心主任、国际腹腔镜著名专家田中淳一博士，第二次来到四川医科大学附一院，与肝胆外科的同道就进一步展开合作进行了交流。田中教授还参与了肝胆外科的手术演示，主刀为一名巨块型肝癌患者进行了腹腔镜肝叶切除手术，手术历时 3 个小时成功完成，术中出血仅 30ml。田中教授还大力支持医院肝胆外科的人才交流计划，在肝胆外科已有三人去其团队进修的基础上，再次同意增加骨干医生去日本短期学习。

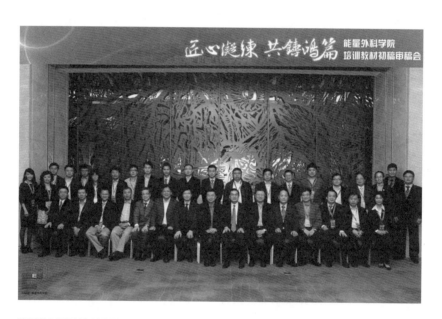

能量外科学院培训教材初稿审稿会合影

尾声

　　以腹腔镜技术为代表的微创外科，在祖国神州大地已经耕耘了25年。从当初的棵棵幼苗到如今的春色满园，中国微创技术和内镜外科发展水平不仅在亚太地区领先，还在全球占据重要地位。2016年11月9日—12日，第十五届世界内镜外科大会（WCES 2016）暨2016年亚洲腹腔镜与内镜外科医师会议（ELSA 2016）将在苏州召开。中国首次成为世界内镜外科大会的东道主，这是中国微创外科迈入世界主流的一个重要标志。

　　20世纪90年代初，腹腔镜手术作为一个全新的事物进入中国医学界，当时面临重重困难，既有患者的不理解，又有医学同行的不支持，但"微创"符合病患的需求，是外科追求的境界。最重要的是，在最开始的四五年时间里，一批中青年医生在黄志强院士等德高望重的老专家大力支持下，勇做"拓荒者"，顶住压力，追求创新，开创了中国微创外科的新局面。之后，正如本书所介绍的，这些先驱者们带动了一批又一批医生投身微创事业，各类手术在各地蓬勃开展，广大微创医生在探索中实践，在实践中规范，在规范中前行。

值得指出的是，微创外科的迅猛发展也离不开这些年来的科技背景，包括分子生物学为代表的生物技术、现代四大影像技术、微电子学的发展、计算机的信息处理和实时成像、三维结构重建技术等等。这些技术让广大医生能够打破禁区，把外科微创化的观念推广到所有外科领域，把微创技术变成了外科主流，造福了千千万万的病患。

回首微创外科技术的发展，从多孔到两孔、单孔，从"钥匙孔"发展为两毫米的"针眼孔"，手术位置越来越隐蔽；从最初仅应用于一些良性疾病，逐渐发展到应用于恶性肿瘤。展望未来，微创外科将进入微创 PLUS 阶段，即以微创外科技术为核心，实现"微创＋技术""微创＋手术术式""微创外科＋培训""微创外科＋临床研究"等，整合医疗资源，采取以患者为中心的诊疗模式，尽量"移动"医生，而不是移动患者。

以腹腔镜外科为代表的微创外科的崛起，是时代发展的必然，也是众多前辈医生和许许多多后来者栉风沐雨、不断前行的结果。21 世纪的外科一定是充分体现以人为本的时代，患者的最大利益将不断得到实现。